ANTIBIÓTICOS HERBALES

Una Completa Guía para Principiantes para Aprender a Elaborar Antibióticos de Hierbas Eficaces para Curar las Dolencias Diarias

JACK MARCUS

Copyright 2022 - Todos los Derechos Reservados.

El contenido de este libro no puede ser reproducido, duplicado o transmitido sin el permiso directo por escrito del autor o del editor.

Bajo ninguna circunstancia se podrá culpar o responsabilizar legalmente al editor, o al autor, por cualquier daño, reparación o pérdida monetaria debida a la información contenida en este libro, ya sea directa o indirectamente.

Aviso Legal:

Este libro está protegido por derechos de autor. Es sólo para uso personal. No se puede modificar, distribuir, vender, utilizar, citar o parafrasear ninguna parte, ni el contenido de este libro, sin el consentimiento del autor o del editor.

Aviso de Exención de Responsabilidad:

Por favor, tenga en cuenta que la información contenida en este documento es sólo para fines educativos y de entretenimiento. Se ha hecho todo lo posible por presentar una información precisa, actualizada, fiable y completa. No se declaran ni se implican garantías de ningún tipo. Los lectores reconocen que el autor no se dedica a prestar asesoramiento legal, financiero, médico o profesional. El contenido de este libro procede de diversas fuentes. Por favor, consulte a un profesional autorizado antes de intentar cualquier técnica descrita en este libro.

Al leer este documento, el lector acepta que, bajo ninguna circunstancia, el autor es responsable de cualquier pérdida, directa o indirecta, en la que se incurra como resultado del uso de la información contenida en este documento, incluyendo, pero sin limitarse a, errores, omisiones o inexactitudes.

Índice de Contenidos

Introducción 1

Capítulo 1: ¿Qué Son Los Antibióticos?................................4

¿Qué Son Los Antibióticos? 5

Estructura Química de los Antibióticos 5

Antibióticos Bactericidas y Bacteriostáticos............................. 6

El Papel de los Antibióticos en el Tratamiento........................ 7

Historia de los Antibióticos... 8

Modo de Acción de los Antibióticos.. 9

Cuándo Utilizar Antibióticos... 10

Aspectos a Tener en Cuenta antes de Tomar Antibióticos 14

¿Por Qué Su Uso Es Cada Vez Menos Común? 15

Razones Por Las Que Las Personas Abusan De
Los Antibióticos 16

¿Por Qué las Personas Siguen Utilizándolos?......................... 17

¿Cómo se Produce la Resistencia a los Antibióticos?............ 17

Posibles Factores de Resistencia 18

¿Qué Se Puede Hacer para Prevenir la Resistencia a los
Antibióticos?... 19

Ventajas y Desventajas del Uso de Antibióticos 20

Antibióticos Naturales 22

Capítulo 2: Antibióticos Herbales **23**
   ¿Qué Son los Antibióticos Herbales? 24
   ¿Cómo se Fabrican los Antibióticos Herbales? 25
   Antibióticos Herbales: La Solución Más Efectiva Contra las Infecciones 26
   Antibióticos de Amplio Espectro vs. Herbales de Espectro Reducido 27
   ¿Por qué Utilizar Antibióticos de Espectro Reducido? 28
   ¿Qué Hace que los Antibióticos Herbales Sean Tan Efectivos? 28
   ¿Por qué Son Cada Vez Más Populares Los Antibióticos Herbales? 29
   ¿Cuáles Son Algunos Antibióticos Herbales Comunes? 29
   Los Beneficios del Uso de Antibióticos Herbales 34
   Cómo Utilizar los Antibióticos Herbales para Tratar las Infecciones 36
   Enfermedades que los Antibióticos Herbales Pueden Curar ... 37
   Infecciones del Tracto Urinario 38
   Bronquitis 39
   Neumonia 39
   Infecciones Gastrointestinales 40
   Infecciones de la Piel 41
   Infecciones de Transmisión Sexual 42
   Intoxicación Sanguínea 42
   Otras Infecciones 43
   Cinco Razones para Tener Antibióticos Herbales en su Botiquín 44
   ¿En Que Se Diferencian los Antibióticos Herbales de los Antibióticos Normales? 45

Capítulo 3: Antibióticos Herbales Sistémicos 47
    Uso Común de los Antibiótico Herbales Sistémicos 48
    Dolencias Tratadas con Antibióticos Herbales 48

Capítulo 4: Antibióticos Herbales No Sistémicos 64
    ¿Qué Son Los Antibióticos No Sistémicos? 65
    Enfermedades Asistidas por Antibióticos No Sistémicos 66
    Hierbas e Ingredientes Utilizados como
    Antibióticos Naturales 69
    Ajo 70
    Enebros 71
    Miel 73
    Equinácea 73
    Arándano Rojo 74
    Raíz de Regaliz 75
    Hoja de Olivo 76
    Eucalipto 77
    Ginseng 77
    Shatavari 78
    Hongos Shitake 79
    Sello de Oro 79
    Orégano 80
    Uva-ursi 81

Capítulo 5: Antibióticos Sinérgicos 83
    ¿Qué Significa "Antibióticos Sinérgicos"? 84
    Uso Común de Antibióticos Sinérgicos 87

Otras Causas de Resistencia a los Medicamentos
y Antibióticos 90

Antibióticos Naturales 91

Capítulo 6: Fortalecimiento del Sistema Inmunitario 95

La Importancia de Fortalecer el Sistema Inmunológico
Después de Usar Antibióticos 97

Beneficios de un Sistema Inmune Fuerte 97

Hierbas e Ingredientes Que se Pueden Utilizar Para
Fortalecer El Sistema Inmunológico 98

Capítulo 7: Manual de Elaboración de Hierbas Medicinales 112

Cómo Hacer Medicamentos con Hierbas 113

Importancia del Uso de las Hierbas como Medicina 114

Peligros del Uso de las Hierbas como Medicina 115

Enfermedades Comunes en Su Entorno 116

Precauciones a la Hora de Elegir Hierbas Medicinales 117

Hierbas para Combatir Enfermedades 119

Herramientas Necesarias para Manejar su Jardín de Hierbas 124

Por Qué Deberías Tener un Jardín de Hierbas 127

Cuándo Evitar las Hierbas Medicinales 128

Capítulo 8: Recetas de Antibióticos Herbales I 131

¿Funcionan los Antibióticos Naturales? 132

Recetas de Antibióticos Herbales para Mantenerte Sano 132

Pasta de Ajo, Jengibre y Cúrcuma 133

Té de Equinácea 135

Unguento de Sello de Oro 137

Tintura de Equinácea 139

Aceite de Orégano 141

Té de Romero 143

Pomada de Raíz de Malvavisco 145

Gárgaras de Hierbas para el Dolor de Garganta 147

Té de Toronjil 149

Tintura de Tomillo 151

Té de Jengibre 153

Té de Bayas de Espino 155

Capítulo 9: Recetas de Antibióticos Herbales II 157

Té de Menta 157

Bálsamo de Eucalipto 160

Té de Romero y Tomillo 162

Tintura de Ajenjo 165

Té de Manzanilla 167

Aceite de Brotes de Clavo 169

Té de Saúco 171

Jarabe de Hierbas para la Tos 173

Spray de Hierbas para la Garganta 175

Tintura de Milenrama 177

Bebida de Hierbas 179

Tintura de Usnea 182

Té de Hierbas para Aliviar la Tos 184

Conclusión 186

Referencias 189

Introducción

Desde su descubrimiento a finales de la década de 1920, los antibióticos han marcado y remodelado la historia de la medicina. El medicamento que mata las bacterias ha reducido el número de personas que mueren por infecciones comunes. Esto creó suficiente entusiasmo para que las empresas farmacéuticas lo produjeran en cantidades insanas durante un tiempo. Se animó a los médicos a recetarlas y se presentó a la gente todos sus beneficios. Al fin y al cabo, se trataba del primer medicamento que mataba las bacterias sin dañar las células humanas, o eso creían. Sin embargo, en las últimas dos décadas, se ha hecho más que evidente que los antibióticos sintéticos se utilizan en exceso. Han causado una amplia gama de problemas que incluso la medicina moderna tiene dificultades para tratar. Durante este periodo, el foco de atención se desplazó hacia la producción y el uso de antibióticos naturales, el tema de este libro.

Las plantas se han utilizado en la medicina natural durante miles de años. Los antiguos remedios se preparaban para una gran cantidad de afecciones, incluidas las infecciones. Con el desarrollo de las ciencias modernas, se han aislado muchos compuestos bioactivos de las hierbas. Sus acciones se han estudiado a fondo, permitiéndonos comprender cómo benefician al organismo. Gracias a ello, sabemos que los antibióticos a base de hierbas actúan según el mismo principio que sus homólogos sintéticos: matan las bacterias que se propagan por el cuerpo.

La diferencia es que los antibióticos herbales también ayudan al cuerpo a recuperarse. No se necesitan meses de tratamientos prebióticos después de usar antibióticos herbales. La combinación de hierbas suele estar pensada para evitar que las células se dañen durante el tratamiento. Aunque, en los casos difíciles, sigue siendo necesario el uso adicional de agentes curativos naturales, los antibióticos herbales protegen el sistema inmunológico en lugar de debilitarlo.

La aparición de bacterias resistentes a los antibióticos es una razón de peso para pasarse a los antibióticos naturales. Sin embargo, hay varias más. Algunos efectos terapéuticos adicionales de los antibióticos basados en hierbas o derivados de ellas son un sistema inmunitario más fuerte y un metabolismo hepático y renal más saludable. Todo ello justifica el uso de hierbas para curar infecciones y enfermedades. En los primeros capítulos de este libro leerás más sobre cómo actúan los antibióticos herbales en comparación con los medicamentos sintéticos.

Se le presentarán los principales antivirales herbales y aprenderá qué plantas y combinaciones de plantas pueden utilizarse para cada propósito. Saber cómo actúa cada ingrediente de las hierbas es crucial para determinar el curso apropiado del tratamiento, incluso con la medicina natural. Lo mejor es cultivar tu propio jardín de hierbas y construir un laboratorio de hierbas donde prepares la medicina para asegurarte de que las plantas actúan como deben. Significa invertir en diferentes herramientas y equipos, pero es una inversión que sin duda valdrá la pena. No tendrás que pagar por medicinas artificiales ni por diferentes ingredientes herbales cuando los necesites.

Además de aprender sobre los efectos de las plantas y sus posibles combinaciones, también es crucial utilizar las cantidades adecuadas de ingredientes. Afortunadamente, este libro ofrece un montón de recetas para principiantes para preparar antibióticos herbales. Seguirlas es muy recomendable para evitar errores, especialmente si estás aprendiendo. Así pues, si estás preparado para comenzar tu viaje de aprendizaje para tratar infecciones y enfermedades de forma natural, todo lo que necesitas es leer este libro.

Capítulo 1

¿Qué Son Los Antibióticos?

Los antibióticos tratan diversas infecciones bacterianas y pueden ser muy eficaces para mejorar su salud cuando se utilizan correctamente. Su médico suele recetarle antibióticos cuando se pone enfermo. Estos fármacos combaten las bacterias para ayudarle a recuperarse más rápidamente. ¿Pero qué son los antibióticos? Son medicamentos comunes que combaten las bacterias deteniendo su crecimiento.

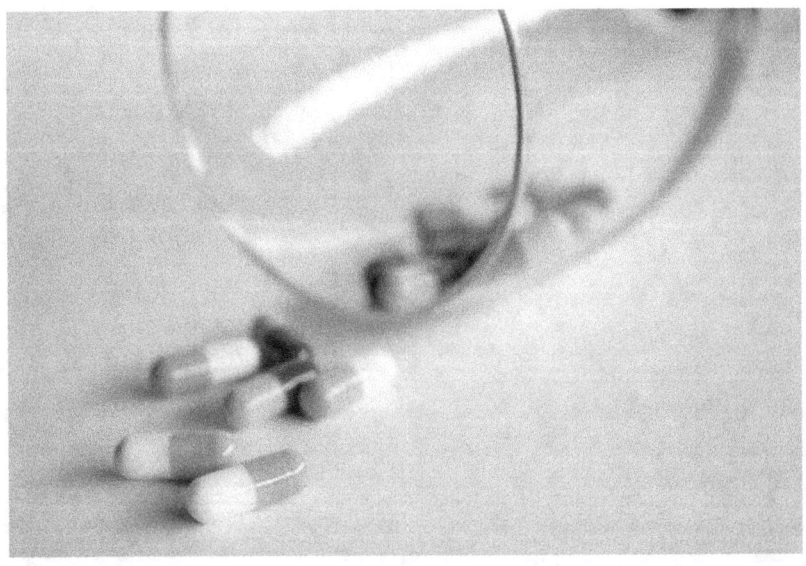

Desgraciadamente, el uso excesivo de antibióticos provoca resistencia en algunas cepas de bacterias, lo que hace que sean más difíciles de tratar la próxima vez. Este libro abarca todo lo relacionado con los antibióticos: qué son, cómo funcionan y cómo utilizarlos de forma responsable para que sigan funcionando con eficacia en el futuro.

¿Qué Son Los Antibióticos?

Los antibióticos son medicamentos utilizados para tratar las infecciones causadas por bacterias. Actúan matando las bacterias o impidiendo su crecimiento. Los antibióticos suelen recetarse únicamente para las infecciones bacterianas, ya que no son eficaces contra los virus. Hay muchos antibióticos diferentes, cada uno de ellos dirigido a bacterias distintas, lo que significa que un antibiótico puede tratar casi cualquier infección bacteriana.

Algunos antibióticos comunes son la amoxicilina, la ciprofloxacina y la eritromicina. Los antibióticos suelen tomarse durante 7-10 días. A pesar de sentirse mejor después de unos días, es esencial terminar todo el curso de antibióticos, ya que dejar de tomar la medicación antes de tiempo permite que las bacterias crezcan y la infección regrese. También puede dar lugar a una resistencia a los antibióticos, de la que hablaremos más adelante.

Estructura Química de los Antibióticos

Los antibióticos suelen ser pequeñas moléculas con una estructura química específica. Esta estructura química les ayuda a unirse a las células bacterianas y matarlas o impedir su crecimiento. El antibiótico más común es el betalactámico. Los antibióticos betalactámicos actúan uniéndose a una proteína llamada proteínas de unión a la penicilina (PBP).

Las PBP se encuentran en la pared celular bacteriana y ayudan a mantenerla unida. Los antibióticos betalactámicos se unen a las PBP e impiden que las bacterias construyan o reparen sus paredes celulares, lo que acaba provocando su muerte.

Otros antibióticos actúan de forma diferente. Por ejemplo, las tetraciclinas se unen al ribosoma bacteriano (la parte de la célula que fabrica las proteínas), impidiendo que la bacteria fabrique nuevas proteínas, lo que acaba provocando su muerte.

Otros antibióticos actúan de forma diferente, pero el objetivo general es matar o impedir el crecimiento de las bacterias.

Antibióticos Bactericidas y Bacteriostáticos

Los antibióticos pueden dividirse a grandes rasgos en dos grupos: bactericidas y bacteriostáticos. Los antibióticos bactericidas matan las bacterias, mientras que los antibióticos bacteriostáticos impiden su crecimiento. Los antibióticos bactericidas suelen ser más eficaces que los bacteriostáticos, ya que proporcionan una curación más rápida y completa. Sin embargo, ambas formas pueden tratar eficazmente una infección bacteriana.

Todos los antibióticos deben someterse a ensayos clínicos antes de poder ser recetados como parte de un plan de tratamiento. Estos ensayos determinan el grado de seguridad y eficacia de los antibióticos. Dependiendo de su infección, su médico le recetará un antibiótico específico.

Para que los antibióticos sean eficaces, deben llegar a la parte del cuerpo donde se han desarrollado las bacterias. Esto ocurre de tres maneras:

> **Antibióticos Sistémicos:** Se toman por vía oral o se administran en forma de inyección y viajan por el torrente sanguíneo para llegar a la infección.
>
> **Antibióticos Tópicos:** Se aplican directamente en la piel o en un ojo, oído o herida.
>
> **Antibióticos Locales:** Se inyectan directamente en una cavidad corporal, una articulación o un tejido.

El Papel de los Antibióticos en el Tratamiento

Los antibióticos son esenciales para tratar las infecciones bacterianas. Pueden ayudar a curar la enfermedad y mejorar su salud en general. En algunos casos, los antibióticos son la única opción de tratamiento disponible. Esto es especialmente cierto en las infecciones graves, como la neumonía o la meningitis.

En otros casos, los antibióticos se utilizan junto con otros tratamientos. Por ejemplo, se le recetarán antibióticos y antivirales si tiene simultáneamente infecciones bacterianas y víricas. Los antibióticos no siempre son la solución para tratar una infección bacteriana. En algunos casos, hacen más daño que bien.

Historia de los Antibióticos

El primer antibiótico fue la penicilina, descubierta en 1928 por el científico escocés Alexander Fleming. El descubrimiento de Fleming fue accidental. Estaba investigando un grupo de bacterias llamadas estafilococos, y se dio cuenta de que una de las placas que estaba utilizando se había contaminado con un moho llamado Penicillium. El moho mató a las bacterias y Fleming se dio cuenta de que había descubierto una sustancia que podía matar a las bacterias sin dañar a los humanos.

En los primeros tiempos del desarrollo de los antibióticos, la penicilina se utilizaba para tratar las heridas humanas. Tuvo éxito en muchos casos, y el gobierno estadounidense apoyó la producción masiva de penicilina. En la Segunda Guerra Mundial, la penicilina ya era conocida como "el medicamento milagroso" por su éxito en el tratamiento de las infecciones. Los científicos de Oxford fueron cruciales en el desarrollo del proceso de producción en masa de la penicilina y fueron reconocidos con el Premio Nobel en 1945.

En la década de 1980, las organizaciones sanitarias de todo el mundo comenzaron a advertir a la población sobre el uso excesivo de antibióticos. Con el tiempo, las bacterias han evolucionado y desarrollado una resistencia a los antibióticos, lo que ha provocado que muchas infecciones comunes sean más difíciles de tratar. Esto podría conducir a una crisis sanitaria si no encontramos una manera de evitar que las bacterias se vuelvan inmunes a los antibióticos.

Modo de Acción de los Antibióticos

El modo de acción de un antibiótico es la forma en que mata o impide el crecimiento de las bacterias.

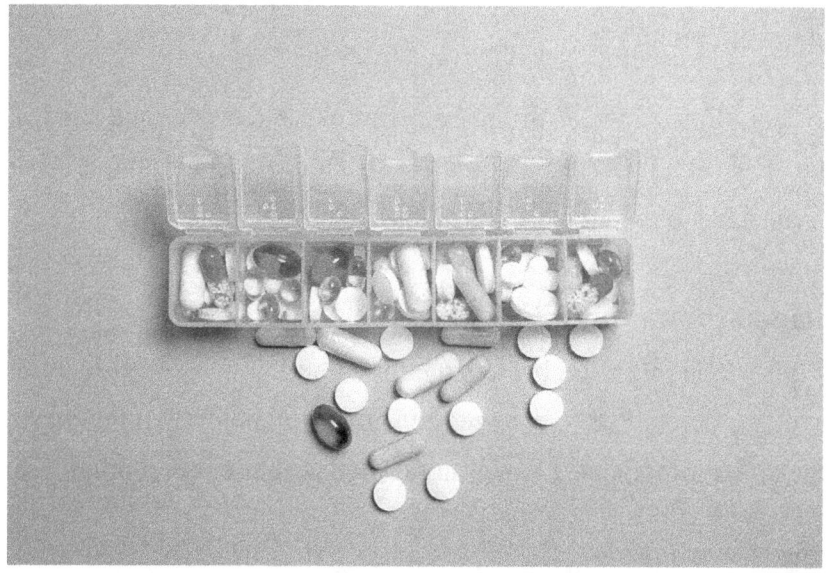

Los distintos antibióticos actúan de forma diferente. Algunos antibióticos matan a las bacterias impidiéndoles construir sus paredes celulares, mientras que otros les impiden fabricar nuevas proteínas.

Los distintos antibióticos también actúan sobre diferentes partes de las bacterias. Algunos antibióticos se dirigen a la pared celular de las bacterias, mientras que otros se dirigen a las proteínas que las bacterias utilizan para reproducirse.

Por último, algunos antibióticos actúan alterando la forma en que las bacterias se comunican entre sí. Esta comunicación es necesaria para que las bacterias coordinen sus actividades y es esencial para causar la enfermedad.

El modo de acción de un antibiótico es un factor esencial a la hora de elegir el antibiótico adecuado para una infección concreta. Por ejemplo, si una enfermedad está causada por bacterias resistentes a un antibiótico, puede ser eficaz otro antibiótico con un modo de acción diferente.

Los antibióticos actúan sobre bacterias específicas, lo que significa que sólo son eficaces contra las bacterias para las que están diseñados. No matan los virus ni las bacterias sanas.

Cuándo Utilizar Antibióticos

Si tienes una infección bacteriana, tomar antibióticos puede acelerar tu recuperación. Pero hay veces que no son la mejor opción. Podrían recetarte antibióticos si tienes alguna de las siguientes condiciones:

Infecciones de oído

Las infecciones de oído pueden ser de leves a graves. La mayoría de las infecciones de oído están causadas por bacterias y se tratan con antibióticos. Los antibióticos se recomiendan para las infecciones de oído graves causadas por bacterias.

Es probable que su médico le recete antibióticos si tiene una infección de oído. Pero en algunos casos, las infecciones de oído desaparecen por sí solas en pocos días. Por lo tanto, el médico debe esperar a ver si la infección desaparece antes de recetar antibióticos.

Lo mismo ocurre con las infecciones sinusales y la bronquitis. Estas enfermedades suelen estar causadas por virus, que no responden a los antibióticos.

Infecciones de las Vías Respiratorias

El resfriado común, los dolores de garganta y la bronquitis están causados por virus. Estas enfermedades suelen desaparecer por sí solas en una o dos semanas. Tomar antibióticos no te ayudará a mejorar más rápido ni te causará efectos secundarios.

Sin embargo, necesitas antibióticos si tienes una infección bacteriana, como la faringitis estreptocócica o la amigdalitis. Estas infecciones se suelen diagnosticar con una muestra de garganta.

Infecciones del Tracto Urinario

Una infección del tracto urinario (ITU) es una infección en cualquier parte del sistema urinario: los riñones, los uréteres, la vejiga y la uretra.

La mayoría de las ITU están causadas por bacterias, como Escherichia coli, Klebsiella pneumonia o Staphylococcus saprophyticus. Una ITU también puede estar causada por un virus, como el que provoca el resfriado común o la gripe.

Las ITU se producen con más frecuencia en las mujeres que en los hombres porque la uretra -el conducto que lleva la orina desde la vejiga al exterior del cuerpo- es más corta en las mujeres que en los hombres. Por lo tanto, es más fácil que las bacterias viajen desde el exterior del cuerpo hasta la vejiga.

Las infecciones urinarias también son más frecuentes en los adultos mayores. El proceso de envejecimiento debilita los músculos de la vejiga y provoca cambios en el revestimiento de las vías urinarias, lo que facilita el crecimiento de las bacterias.

La mayoría de las ITU pueden tratarse con antibióticos. Pero a veces desaparecen por sí solas; esto es más probable que ocurra si la ITU se encuentra en el tracto urinario inferior: la uretra y la vejiga.

Infección Sinusal

Las infecciones de los senos paranasales pueden ser causadas por virus o bacterias. Los antibióticos sólo son eficaces contra las bacterias. Por lo tanto, si la infección de los senos paranasales está causada por un virus, tomar antibióticos no servirá de nada o hará más mal que bien. Sin embargo, si la infección de los senos paranasales está causada por una bacteria, tomar antibióticos ayudará a eliminar la infección.

Infecciones Cutáneas

Las infecciones cutáneas suelen estar causadas por bacterias estafilocócicas o estreptocócicas. Los antibióticos pueden ayudar a tratar estas infecciones. Algunas de las infecciones cutáneas más comunes que se pueden tratar con antibióticos son

> **Celulitis:** Se trata de una infección bacteriana de la piel y los tejidos subyacentes. Suele afectar a las piernas, pero puede darse en cualquier parte del cuerpo.

> **Impétigo:** Se trata de una infección cutánea bacteriana contagiosa. Provoca llagas y ampollas.

Foliculitis: Es una infección de los folículos pilosos. Puede causar protuberancias llenas de pus en la piel.

También se pueden utilizar antibióticos para tratar el acné. Sin embargo, no siempre son eficaces y pueden tener efectos secundarios.

Heridas Infectadas

Las heridas pueden infectarse con bacterias, por ejemplo, tras una lesión o una operación. Las heridas infectadas pueden ser dolorosas, causar hinchazón y provocar complicaciones graves.

El médico prescribe antibióticos para tratar una herida infectada con el fin de ayudar a eliminar las bacterias y evitar que la infección se extienda.

Acude a tu médico si crees que tienes una infección. Él diagnosticará la infección y prescribirá el tratamiento adecuado. En algunos casos, los remedios caseros son todo lo que necesitas. Pero en otros casos, necesitarás antibióticos.

No te trates una infección por tu cuenta con medicamentos de venta libre; esto podría empeorar la infección. Además, es esencial no tomar antibióticos recetados a otra persona. Podría retrasar el tratamiento y aumentar el riesgo de complicaciones.

Neumonia

La neumonía es una infección pulmonar grave. La pueden causar bacterias, virus u hongos.

La causa más común de neumonía en adultos es la bacteria Streptococcus pneumonia (a veces llamada neumococo). Otras bacterias que causan neumonía son Haemophilus influenza y Mycoplasma pneumonia.

Las causas virales de la neumonía son la gripe y el virus respiratorio sincitial (VRS). Estos virus son la causa más común de neumonía en los niños.

La neumonía por hongos es poco frecuente. El tipo más común está causado por unos hongos llamados Pneumocystis jirovecii. Suele afectar sólo a personas con el sistema inmunitario debilitado, como el VIH/SIDA, el cáncer o los receptores de trasplantes de órganos.

Los antibióticos no son eficaces contra la neumonía vírica o fúngica. Sin embargo, pueden recetarse si se tiene una infección bacteriana y los pulmones también están infectados por un virus o un hongo. Las bacterias empeoran la infección vírica o fúngica.

Aspectos a Tener en Cuenta antes de Tomar Antibióticos
Es esencial aceptar los antibióticos sólo cuando son necesarios. Pregunte a su médico si tiene alguna duda sobre si debe o no tomar un antibiótico. Es necesario tomar los antibióticos exactamente como lo prescribe el médico; esto significa completar todo el curso de antibióticos, incluso si se siente mejor.

En segundo lugar, la toma de antibióticos puede provocar resistencia a los mismos. En este caso, las bacterias se vuelven resistentes a los antibióticos. Cuando esto sucede, el antibiótico se vuelve menos eficaz contra esa bacteria en particular.

Por último, tomar antibióticos puede tener efectos secundarios. Estos efectos secundarios pueden ser de leves a graves, como náuseas, vómitos, diarrea y erupciones cutáneas. Si experimentas efectos secundarios graves, debes dejar de tomar los antibióticos inmediatamente y buscar ayuda médica.

¿Por Qué Su Uso Es Cada Vez Menos Común?

Los antibióticos son cada vez menos comunes porque las bacterias se están volviendo más resistentes. El uso excesivo de antibióticos está provocando que las bacterias se vuelvan inmunes a la medicación. Cuando la gente toma antibióticos, las bacterias de su cuerpo están expuestas al medicamento. Algunas bacterias mueren, pero otras sobreviven y se multiplican. Estas bacterias supervivientes son ahora resistentes al antibiótico y pueden transmitir esta resistencia a su descendencia.

La Organización Mundial de la Salud ha informado de que esta creciente resistencia a los antibióticos es una de las amenazas más importantes para la salud mundial. A medida que las bacterias se hacen más resistentes a los antibióticos, los medicamentos pierden eficacia. Es un problema importante. Nos estamos quedando sin opciones para tratar las infecciones bacterianas, por lo que los antibióticos ya no son tan eficaces como antes.

Los antibióticos tratan infecciones bacterianas específicas, como las infecciones de oído o las infecciones urinarias. Los antibióticos no están diseñados para tratar las infecciones víricas del resfriado común o la gripe. El uso de antibióticos para tratar las infecciones víricas es ineficaz y puede causar más daño al organismo. Si te sientes mal y crees que necesitas antibióticos, tu médico deberá hacer pruebas para descartar primero una infección vírica. Tomar antibióticos cuando no los necesitas puede provocar resistencia a los mismos.

Razones Por Las Que Las Personas Abusan De Los Antibióticos
Una de las razones es que muchas personas no terminan el tratamiento con antibióticos. Se sienten mejor después de unos días y piensan que no necesitan tomar el resto de las pastillas. Si no se completa el tratamiento, es posible que las bacterias no se eliminen por completo. Como resultado, las bacterias pueden volverse resistentes al antibiótico.

Otro motivo del uso excesivo de antibióticos es que a menudo se recetan sin necesidad. Por ejemplo, muchas infecciones víricas no pueden tratarse con antibióticos. Sin embargo, muchos médicos los recetan de todos modos porque los pacientes esperan recibirlos.

El uso excesivo de antibióticos es un problema importante porque conduce a la resistencia a los antibióticos - cuando las bacterias se vuelven resistentes a los efectos de los antibióticos. Como resultado, cada vez hay más infecciones difíciles o imposibles de tratar.

¿Por Qué las Personas Siguen Utilizándolos?

Aunque el uso excesivo de antibióticos está provocando que las bacterias se vuelvan resistentes, la gente sigue utilizándolos. Una de las razones es que la gente no sabe si tiene una infección bacteriana o viral. A menudo creen que necesitan antibióticos cuando no es así.

Otra razón por la que la gente sigue usando antibióticos es que esperan sentirse mejor inmediatamente. Con la mayoría de los medicamentos hay que esperar unos días para ver los resultados; no es el caso de los antibióticos. Cuando la gente toma antibióticos, suele sentirse mejor en uno o dos días.

La gente también utiliza los antibióticos porque piensa que van a prevenir futuras infecciones. Los antibióticos ayudan a prevenir las infecciones si has estado expuesto a las bacterias. Pero no te ayudarán a evitar que enfermes en el futuro.

¿Cómo se Produce la Resistencia a los Antibióticos?

La resistencia a los antibióticos se produce cuando las bacterias mutan y desarrollan una resistencia al medicamento. Cuando esto ocurre, el antibiótico deja de ser eficaz para tratar la infección.

Las bacterias pueden volverse resistentes a los antibióticos de varias maneras. Una de ellas es por mutación aleatoria; se trata de un proceso natural que se produce con el tiempo. A medida que las bacterias se multiplican, a veces mutan y desarrollan resistencia al antibiótico.

Otra forma en que las bacterias pueden volverse resistentes es compartiendo material genético con otras bacterias; esto sucede cuando las bacterias se exponen al antibiótico. Algunas bacterias morirán, pero otras sobrevivirán y se multiplicarán. Las bacterias que sobreviven y se reproducen ahora poseen resistencia al antibiótico. Las bacterias cada vez más resistentes hacen que los antibióticos sean menos eficaces.

Posibles Factores de Resistencia

Son muchos los factores que pueden impulsar la resistencia a los antibióticos. Uno de los principales es el uso excesivo o incorrecto de los antibióticos. Cuando los antibióticos se utilizan con demasiada frecuencia, o por razones equivocadas, pueden hacer que las bacterias se vuelvan resistentes.

Los antibióticos se utilizan habitualmente en el ganado, lo que puede contribuir al problema de la resistencia a los antibióticos. Los ganaderos suelen dar a los animales dosis bajas de antibióticos para evitar que enfermen. Sin embargo, esta práctica también puede conducir al desarrollo de bacterias resistentes a los antibióticos. Estas bacterias pueden transmitirse a los humanos a través del suministro de alimentos.

Otro posible factor de resistencia a los antibióticos es el uso de antibióticos de amplio espectro. Estos fármacos están diseñados para matar una amplia gama de bacterias. Sin embargo, también pueden matar las bacterias buenas de nuestro cuerpo, permitiendo que las bacterias resistentes a los antibióticos tomen el control.

El uso excesivo de antibióticos en la asistencia sanitaria es también un posible factor de resistencia a los antibióticos. En algunos casos, los pacientes presionan a sus médicos para que les receten antibióticos cuando no son necesarios. En otros casos, los médicos recetan antibióticos como medida de precaución, incluso cuando no están seguros de que el paciente tenga una infección bacteriana.

Todos estos factores contribuyen al desarrollo de bacterias resistentes a los antibióticos. Por lo tanto, las infecciones bacterianas son cada vez más difíciles de tratar.

¿Qué Se Puede Hacer para Prevenir la Resistencia a los Antibióticos?

Es importante recordar que la resistencia a los antibióticos es un fenómeno natural. No es algo que podamos eliminar. Sin embargo, podemos reducir el ritmo al que las bacterias se hacen resistentes a los antibióticos.

Una forma de hacerlo es reduciendo el uso innecesario de antibióticos. Los antibióticos sólo deben utilizarse para tratar infecciones bacterianas. No deben utilizarse para tratar infecciones víricas como la gripe.

Sólo hay que tomar antibióticos cuando el médico los prescribe. Si se le recetan antibióticos, debe tomarlos exactamente como se le indica. No se salte las dosis ni deje de tomar la medicación antes de tiempo.

También es esencial terminar todos los medicamentos recetados, incluso si se siente mejor; esto ayudará a asegurar que se eliminen todas las bacterias.

Si le sobran antibióticos, no los guarde para más adelante. Tíralos según las instrucciones de la etiqueta.

También puede ayudar a prevenir la resistencia a los antibióticos lavándose las manos con regularidad y cocinando bien la carne. Estas medidas le ayudarán a reducir su exposición a las bacterias.

La resistencia a los antibióticos es un problema importante hoy en día. Los antibióticos pueden seguir siendo eficaces durante años si evitamos que se produzcan.

Ventajas y Desventajas del Uso de Antibióticos

Los antibióticos son medicamentos que tratan las infecciones bacterianas. Los antibióticos pueden ser muy eficaces en el tratamiento de estas afecciones, pero tienen algunos inconvenientes potenciales.

Una de las principales ventajas del uso de antibióticos es que pueden ayudar a eliminar una infección rápidamente. Esto es especialmente importante en el caso de enfermedades que podrían ser graves o poner en peligro la vida. Los antibióticos también pueden evitar que se produzcan infecciones. Por ejemplo, pueden administrarse antes de una intervención quirúrgica para prevenir la enfermedad.

Sin embargo, el uso de antibióticos también tiene algunas desventajas. Los efectos secundarios más comunes de los antibióticos son el malestar estomacal, la diarrea y las náuseas, pero suelen desaparecer al cabo de unos días. Debes buscar atención médica inmediatamente si experimentas efectos secundarios graves, como una erupción o dificultad para respirar.

Algunas personas son alérgicas a ciertos antibióticos. Una reacción alérgica debe ser tratada inmediatamente, como una erupción, urticaria o dificultad para respirar.

Los antibióticos también pueden interactuar con otros medicamentos. Debe informar a su médico de todos sus medicamentos, incluidos los de venta libre, las vitaminas y los suplementos de hierbas.

Además, el uso excesivo de antibióticos puede provocar a veces resistencia a los mismos. Las bacterias se vuelven más resistentes a los efectos de estos fármacos; esto hace más difícil tratar las infecciones en el futuro.

Otra posible desventaja del uso de antibióticos es que pueden matar las bacterias buenas. Puede provocar un desequilibrio en las bacterias naturales del cuerpo, haciendo que la persona sea más susceptible a otras infecciones. Además, cuando se matan las bacterias buenas, se permite que las bacterias dañinas prosperen y puedan causar más daño.

En general, el uso de antibióticos tiene tanto ventajas como desventajas. Es importante sopesar estos factores a la hora de decidir si se utilizan o no estos fármacos. Además, es crucial seguir las instrucciones de un proveedor de atención médica cuando se toman antibióticos y terminar todo el curso del tratamiento, incluso si los síntomas mejoran, para evitar la resistencia y más complicaciones.

Antibióticos Naturales

En los últimos años ha crecido el interés por los antibióticos naturales. Se trata de sustancias que se encuentran de forma natural en el medio ambiente y que tienen propiedades antibacterianas.

Varios antibióticos naturales pueden tratar las infecciones bacterianas. Entre ellos están el ajo, la miel y el aceite de orégano.

El ajo tiene propiedades antibacterianas, antivirales y antifúngicas. Actúa inhibiendo el crecimiento de las bacterias. La miel es otro popular antibiótico natural. Se ha utilizado para tratar heridas y quemaduras durante siglos. El aceite de orégano es un aceite esencial con propiedades antibacterianas, antimicóticas y antivirales.

Los antibióticos naturales suelen considerarse seguros y bien tolerados. Cuando se usan antibióticos naturales, es esencial recordar que no son tan fuertes como los antibióticos tradicionales, lo que significa que no son efectivos contra todas las bacterias. Es esencial que hable con su médico antes de utilizar cualquier remedio natural, ya que pueden interactuar con otros medicamentos que esté tomando.

Aunque los antibióticos existen desde hace bastante tiempo, todavía hay mucho que desconocemos sobre ellos, incluidos los peligros potenciales del uso excesivo de antibióticos. Es esencial tomar cualquier medicamento según las indicaciones del médico y terminar todas las dosis prescritas. Recuerda que el mero hecho de que un antibiótico sea de venta libre no significa que sea seguro tomarlo sin consultar antes a un médico.

Capítulo 2

Antibióticos Herbales

Con el aumento de las bacterias resistentes a los antibióticos, muchas personas buscan alternativas naturales a la medicina tradicional. Los antibióticos a base de plantas son una opción que está ganando popularidad. Los antibióticos a base de plantas son sustancias naturales con actividad antimicrobiana contra las bacterias. Por lo general, pueden obtenerse de plantas, frutas y otras fuentes vegetales.

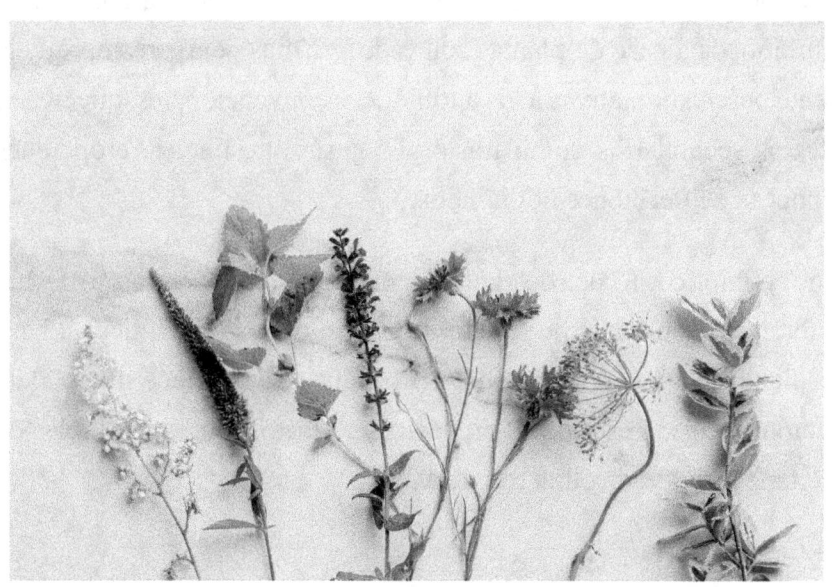

Suelen tener una baja toxicidad y se han utilizado durante siglos para tratar enfermedades humanas. Sin embargo, no existe una lista universal de antibióticos herbales; cada planta tiene sus compuestos con propiedades y acciones específicas sobre los patógenos, por lo que su uso debe evaluarse individualmente para cada caso.

¿Qué Son los Antibióticos Herbales?

Un antibiótico es una sustancia que inhibe el crecimiento de las bacterias o las mata. Más concretamente, es cualquier sustancia producida por un microorganismo que inhibe el crecimiento de otros organismos de la misma especie.

Los antibióticos a base de plantas son hierbas antimicrobianas que ayudan a combatir las infecciones matando las bacterias o inhibiendo su crecimiento. Se han utilizado durante siglos en la medicina tradicional para tratar diversas enfermedades, como la bronquitis, las infecciones sinusales y las infecciones del tracto urinario. Los antibióticos a base de plantas son cada vez más populares porque la gente busca alternativas a los antibióticos convencionales, que tienen efectos secundarios como trastornos gastrointestinales, erupciones cutáneas e infecciones por hongos.

Los antibióticos a base de plantas actúan sobre las bacterias de forma diferente. El mecanismo exacto de acción de los antibióticos a base de plantas no se conoce del todo. Dado que se desconoce su modo de acción preciso, es difícil predecir su efecto sobre las cepas de bacterias que desarrollan resistencia.

Algunos antibióticos a base de plantas alteran la pared celular bacteriana, y otros inhiben el crecimiento bacteriano al alterar la función del ribosoma bacteriano. Otros inhiben la replicación o la transcripción del ADN bacteriano. Algunos antibióticos herbales también se ven afectados por la alteración de las vías metabólicas bacterianas.

Por ejemplo, algunas hierbas, como el orégano, tienen propiedades antimicrobianas que ayudan a combatir las infecciones destruyendo las bacterias. Otras hierbas, como el ajo, actúan como agentes antibióticos naturales al inhibir el crecimiento de las bacterias.

¿Cómo se Fabrican los Antibióticos Herbales?

Los antibióticos a base de plantas tienen compuestos complejos que les permiten dirigirse a las bacterias dañinas de una infección y destruirlas, dejando intactas las bacterias buenas. Los compuestos de los antibióticos a base de plantas son mucho más difíciles de descomponer y resistir para las bacterias dañinas.

Los ingredientes activos de los antibióticos a base de plantas son fitoquímicos y sustancias químicas de origen vegetal con actividad antimicrobiana. Estos fitoquímicos pueden extraerse de la planta mediante destilación o maceración. El extracto se concentra en una tintura, una cápsula o una crema.

Antibióticos Herbales: La Solución Más Efectiva Contra las Infecciones

Las bacterias están en todas partes. Existen en nuestra piel, en el aire y en nuestro intestino. Aunque la mayoría de las bacterias son inofensivas, algunas causan infecciones. Estas infecciones pueden ser desde leves hasta potencialmente mortales.

La primera línea de defensa contra estas bacterias dañinas es nuestro sistema inmunitario. Sin embargo, a veces las bacterias son demasiado fuertes y nuestro sistema inmunitario no puede combatirlas; es entonces cuando necesitamos antibióticos.

Aunque los antibióticos suelen ser seguros y eficaces, pueden tener efectos secundarios. Además, algunas bacterias se están volviendo resistentes a los antibióticos, lo que significa que los antibióticos no funcionarán contra estas bacterias.

Los antibióticos herbales son una posible solución a este problema. Las infecciones pueden tratarse con antibióticos herbales porque están hechos de plantas y otras sustancias naturales. Por lo tanto, son inmensamente beneficiosos para la salud de nuestro cuerpo. Cuando sufrimos una enfermedad, nuestro sistema inmunológico no puede combatirla por sí mismo, lo que provocará un mayor riesgo de desarrollar más infecciones y enfermedades debido a la lucha contra la infección inicial.

Los antibióticos herbales son generalmente seguros y tienen pocos efectos secundarios. También son eficaces contra las bacterias resistentes a los antibióticos.

Antibióticos de Amplio Espectro vs. Herbales de Espectro Reducido

Existen dos tipos principales de antibióticos herbales: los de amplio espectro y los de espectro reducido. Un antibiótico de amplio espectro es eficaz contra las bacterias grampositivas y gramnegativas. Un antibiótico de espectro reducido sólo es eficaz contra un tipo de bacteria.

La principal diferencia entre los dos tipos de antibióticos es que los de amplio espectro son eficaces contra una gama más amplia de bacterias. En cambio, los antibióticos de espectro reducido sólo son eficaces contra bacterias específicas. Por ejemplo, el médico puede recetar un antibiótico de espectro reducido para eliminar la bacteria Streptococcus si tienes una infección de garganta por estreptococos.

Los antibióticos de espectro reducido se utilizan a veces cuando un paciente es alérgico a un antibiótico de amplio espectro. Por ejemplo, supongamos que usted es alérgico a la penicilina. Se puede recetar un antibiótico de espectro reducido para tratar su infección sin provocar una reacción alérgica.

Los antibióticos de amplio espectro a base de plantas previenen las infecciones en personas con riesgo de desarrollarlas. Por ejemplo, supongamos que tienes una infección urinaria causada por bacterias grampositivas y gramnegativas: tu médico puede recetarte un antibiótico de amplio espectro como la ciprofloxacina.

¿Por qué Utilizar Antibióticos de Espectro Reducido?

Los antibióticos de espectro reducido son eficaces contra cepas bacterianas específicas. Destruyen la pared celular de la bacteria, impidiendo su reconstrucción y provocando su muerte. Es ventajoso porque se dirige explícitamente a las bacterias dañinas sin perjudicar a las buenas. Además, minimiza las posibilidades de desarrollar resistencia a los antibióticos.

El antibiótico adecuado para usted depende de su infección. Su médico determinará el mejor tratamiento en función de su historial médico y de la gravedad de su enfermedad.

¿Qué Hace que los Antibióticos Herbales Sean Tan Efectivos?

Los antibióticos a base de plantas se han utilizado durante siglos para tratar diversas infecciones. En los últimos años ha resurgido el interés por estos remedios naturales, ya que cada vez más personas buscan alternativas a los antibióticos convencionales.

La complejidad de los compuestos de los antibióticos a base de plantas es lo que los hace tan eficaces. Las bacterias dañinas tienen dificultades para descomponer estos compuestos complejos, pero los antibióticos a base de plantas pueden descomponerse fácilmente y resistir a las bacterias dañinas. Se debe principalmente al proceso de metabolización; esto es mucho más difícil en los antibióticos farmacéuticos porque sólo poseen un compuesto potente.

Los antibióticos a base de plantas son más eficaces que los sintéticos por muchas razones. Por un lado, son más específicos en su acción y es menos probable que causen daños colaterales a la flora intestinal beneficiosa con los antibióticos de amplio espectro.

También son más suaves para el cuerpo, causando menos efectos secundarios. Al proceder de fuentes naturales, es menos probable que contribuyan al desarrollo de la resistencia a los antibióticos.

Los antibióticos herbales son una excelente opción para quienes desean una forma natural y eficaz de combatir las infecciones.

¿Por qué Son Cada Vez Más Populares Los Antibióticos Herbales?

La aparición de la resistencia a los antibióticos ha hecho necesario explorar métodos alternativos para combatir las infecciones bacterianas. El uso de antibióticos a base de plantas para tratar las infecciones causadas por bacterias existe desde hace siglos.

Los antibióticos herbales tienen menos efectos secundarios y son una alternativa a los antibióticos sintéticos para tratar las infecciones bacterianas. A diferencia de los antibióticos sintéticos, que pueden matar tanto a las bacterias buenas como a las malas, los antibióticos a base de plantas sólo atacan a las bacterias malas, reduciendo el riesgo de desarrollar resistencia a los antibióticos.

¿Cuáles Son Algunos Antibióticos Herbales Comunes?

Sello de Oro

El sello de oro es una hierba perenne originaria de Norteamérica. La raíz y el rizoma (tallo subterráneo) de la planta se utilizan para fabricar medicamentos. El sello de oro se utiliza habitualmente como antimicrobiano y antiinflamatorio. Es eficaz en el tratamiento de infecciones respiratorias, infecciones del tracto urinario e infecciones gastrointestinales.

Equinácea

La equinácea es una flor originaria de Norteamérica. La flor tiene una larga historia con los nativos americanos por sus propiedades medicinales. La equinácea se utiliza sobre todo para reforzar el sistema inmunitario y ayudar a combatir las infecciones. La flor también tiene propiedades antiinflamatorias y Analgésicas.

Jengibre

El jengibre es uno de los mejores antibióticos a base de plantas. Es especialmente eficaz contra las infecciones estomacales, respiratorias y cutáneas. Los ingredientes activos del jengibre son especialmente buenos para combatir las bacterias, lo que lo convierte en un beneficioso antibiótico herbal.

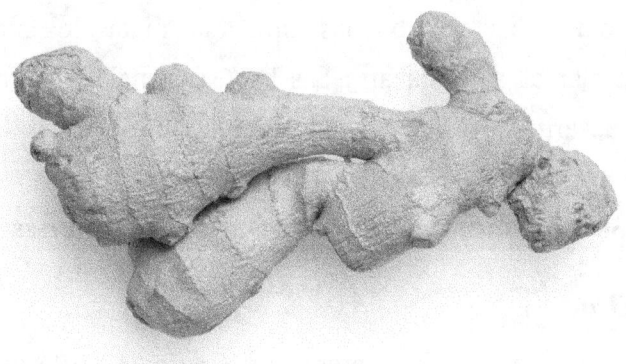

Uno de los inconvenientes del jengibre es que es sensible al calor, por lo que es mejor tomarlo en forma de cápsulas, crudo o como una mezcla muy ligera. Sin embargo, esto no debería impedirte disfrutar de tus comidas favoritas: el jengibre puede realzar el sabor de muchos platos. Sin embargo, tenga cuidado de no neutralizar sus propiedades antibacterianas al cocinar. Puede utilizar el jengibre como un delicioso y eficaz antibiótico a base de hierbas con cuidado.

Aloe Vera

El Aloe Vera es suculento, lo que significa que retiene bien el agua. La planta es más conocida para tratar las quemaduras leves del sol o de un accidente en la cocina. El gel que se encuentra en el Aloe Vera puede tratar el herpes labial, los cortes y las rozaduras.

Sin embargo, el aloe vera también tiene propiedades antibacterianas y antifúngicas, por lo que es útil para tratar otras afecciones de la piel, como el eczema, la psoriasis y el acné. El aloe vera también puede tomarse internamente para tratar problemas digestivos.

Familia de la Menta

Diferentes plantas de la familia de la menta pueden utilizarse como hierbas culinarias con propiedades antibióticas: el orégano, el tomillo, la albahaca, la menta, la lavanda y la menta verde son algunas de ellas. El sabor único de las mentas es lo que las hace eficaces contra las infecciones. Las sustancias químicas y los aceites de su sabor característico tienen propiedades antimicrobianas. Para utilizar las mentas, añádelas a la sopa de verduras: los resfriados y las infecciones gripales responden bien a este remedio.

Las hierbas de la familia de la menta, incluidas las bayas de saúco y el regaliz, son eficaces contra los resfriados y la gripe. Las bayas de saúco protegen al organismo contra los virus de la gripe y acortan la duración de la enfermedad, mientras que el regaliz refuerza el sistema inmunitario. Las personas con enfermedades relacionadas con el riñón o con la presión arterial alta deben evitar estas hierbas.

Eucalipto

El eucalipto se utiliza con mayor eficacia contra las infecciones respiratorias, pero también puede emplearse para otras enfermedades. Es una hierba que puede combatir las infecciones bacterianas. La mejor manera de utilizarlo es añadirlo a una olla de agua hirviendo durante quince o veinte minutos e inhalar los vapores.

Hay que tomar algunas precauciones al utilizar el eucalipto, como evitar la inhalación si se tiene asma u otros problemas respiratorios. También hay que evitar tomar el eucalipto por vía interna.

Látex de Croton

El látex de Croton es un potente antibiótico a base de hierbas procedente de la savia de un árbol de la selva amazónica. Es más eficaz cuando se aplica en heridas externas, como cortes y quemaduras. El látex de Croton también tiene la ventaja añadida de proteger contra nuevas infecciones al crear un sello sobre la herida. Es especialmente importante para los daños externos, ya que son más susceptibles a las enfermedades. El látex de Croton puede aplicarse directamente sobre la piel o tomarse por vía oral.

El látex de Croton puede provocar reacciones alérgicas en las personas. Si experimenta algún síntoma de reacción alérgica, como sarpullido, picor o hinchazón, deje de usar el látex de croton y consulte a su médico. Las mujeres embarazadas y en período de lactancia deben evitar el uso del látex de croton.

Hoja de Olivo

La hoja de olivo se utiliza tradicionalmente por sus propiedades medicinales, que incluyen una actividad antibacteriana de amplio espectro y propiedades antivirales, antifúngicas y antiinflamatorias. Estas características hacen de la hoja de olivo un remedio natural eficaz para diversas infecciones respiratorias, por cándida y por estafilococo. La hoja de olivo es un broncodilatador y un tónico inmunológico general, lo que la convierte en una medida preventiva eficaz contra las infecciones de las vías respiratorias.

El extracto de hoja de olivo puede tomarse en forma de cápsula o de extracto líquido. También puede aplicarse por vía tópica sobre la piel. Algunas personas experimentan efectos secundarios como diarrea, náuseas y dolores de cabeza al tomar extracto de hoja de olivo. Si experimenta algún efecto secundario, deje de tomar el suplemento y consúltelo con su médico.

Té de Hierbas

Las infusiones, especialmente las elaboradas con hojas de árbol de té, pueden ser eficaces contra las bacterias dañinas. El aceite del árbol del té es especialmente letal para las bacterias de la levadura y el estafilococo y ayuda a prevenir el crecimiento de las bacterias en la piel y la nariz.

El té es más eficaz cuando se utiliza dos veces al día durante seis meses. En algunos casos, el té cura completamente la infección. Sin embargo, el uso del té como antibiótico tiene algunas desventajas.

Asimismo, el aceite del árbol del té puede causar irritación de la piel y sólo debe utilizarse de forma externa. El té tampoco debe tomarse internamente.

Los Beneficios del Uso de Antibióticos Herbales

El uso de las hierbas medicinales ha aumentado recientemente, ya que la gente busca enfoques más naturalistas y holísticos para su salud. Los antibióticos a base de plantas pueden tratar infecciones causadas por múltiples especies bacterianas resistentes a los antibióticos sintéticos.

Los antibióticos a base de plantas tienen propiedades bactericidas, bacteriostáticas y desinfectantes, y se utilizan para diferentes afecciones. Los antibióticos a base de plantas pueden aplicarse localmente para infecciones tópicas, infecciones oculares, e intravenosamente para enfermedades sistémicas graves.

Los antibióticos a base de plantas son eficaces contra muchas bacterias, incluidas las cepas grampositivas y gramnegativas, que pueden tratar diversas infecciones bacterianas y víricas. Los antibióticos a base de plantas son un área en la que las hierbas pueden ser extremadamente útiles, y su uso aporta muchos beneficios diferentes.

Los Antibióticos Herbales son Seguros

Uno de los mayores beneficios del uso de antibióticos a base de plantas es que son mucho más seguros que los antibióticos tradicionales porque las hierbas no crean los mismos efectos secundarios que los farmacéuticos. Los antibióticos a base de plantas son menos propensos a crear cepas de bacterias resistentes, que es un problema importante con los antibióticos tradicionales.

Los Antibióticos Herbales son naturales

Otro beneficio de usar antibióticos a base de hierbas es que son completamente naturales. No interactuarán con ningún otro medicamento y no tendrán ningún efecto secundario negativo.

Los antibióticos a base de plantas son generalmente mucho más suaves para el cuerpo que los antibióticos convencionales porque trabajan con los sistemas naturales del cuerpo en lugar de luchar contra ellos. Como resultado, los antibióticos a base de plantas son a menudo mucho mejor tolerados por el cuerpo y causan menos efectos secundarios.

Los Antibióticos Herbales son Asequibles

Una de las mayores ventajas de utilizar antibióticos a base de plantas es que son mucho más baratos que los antibióticos tradicionales. Las hierbas son baratas de cultivar y cosechar y se pueden conseguir fácilmente en muchos lugares. Además, los antibióticos a base de hierbas no requieren una prescripción, por lo que puede ahorrar aún más dinero al evitar las visitas al médico.

Los Antibióticos Herbales Son Efectivos

Aunque son naturales, los antibióticos herbales son bastante eficaces porque contienen compuestos potentes que matan las bacterias y los virus. Algunos antibióticos herbales son tan efectivos como los antibióticos tradicionales y pueden tratar varias infecciones.

Aunque los antibióticos herbales no son adecuados para todo el mundo, pueden ser una gran opción para aquellos que desean un enfoque más naturalista para su salud. Si estás pensando en utilizar antibióticos a base de plantas, debes hablar con tu médico para asegurarte de que son adecuados para ti.

Cómo Utilizar los Antibióticos Herbales para Tratar las Infecciones

Los antibióticos herbales son más eficaces cuando se combinan con otras hierbas. Esto permite que los antibióticos a base de hierbas actúen de forma sinérgica, lo que significa que el efecto global es mayor que la suma de los productos individuales. Por ejemplo, la combinación de una hierba con propiedades antibacterianas con una hierba que refuerza el sistema inmunitario es más eficaz que el uso de cualquiera de las dos hierbas por separado.

La elección de las hierbas adecuadas para la infección específica es esencial cuando se utilizan antibióticos a base de hierbas. Las distintas hierbas tienen diferentes mecanismos de acción y pueden ser más o menos eficaces contra diversas bacterias. Por ejemplo, algunas hierbas son más eficaces contra las bacterias grampositivas y otras contra las gramnegativas. También es esencial tener en cuenta la gravedad de la infección a la hora de elegir los antibióticos herbales. Para las afecciones más graves, es necesario combinar diferentes hierbas o dosis más altas de la hierba.

Enfermedades que los Antibióticos Herbales Pueden Curar

Los antibióticos herbales son eficaces contra muchas infecciones, incluidas las resistentes a los antibióticos convencionales. Los antibióticos herbales suelen ser más potentes que sus homólogos sintéticos y tienen menos efectos secundarios.

Se pueden utilizar muchas hierbas diferentes como antibióticos. Algunas de las más comunes son:

- Sello de oro (Hydrastis canadensis)
- Equinácea (Echinacea purpurea)
- Ajo (Allium sativum)
- Jengibre (Zingiber officinale)

Estas hierbas pueden tomarse por vía interna o externa (por ejemplo, en forma de compresas). Se utilizan en diversas formas, como tinturas, tés, cápsulas o polvos.

Los antibióticos herbales son más eficaces cuando se utilizan al primer signo de infección. Sin embargo, pueden tratar infecciones más graves. Si se sospecha de una infección, es importante acudir a un profesional sanitario para obtener un diagnóstico y un tratamiento adecuados.

Algunas enfermedades que pueden curar los antibióticos herbales son:

Infecciones del Tracto Urinario

Las infecciones del tracto urinario (ITU) son una de las infecciones más comunes causadas por bacterias que entran en el tracto urinario. Las ITU afectan a la vejiga, la uretra o los riñones.

Los Síntomas de la ITU Incluyen:
- Sensación de ardor al orinar
- Orinar con frecuencia
- Necesidad urgente de orinar
- Orina turbia o con sangre
- Dolor en la parte baja del abdomen o en la espalda

Las infecciones urinarias pueden provocar daños en los riñones y otros problemas de salud graves si no se tratan.

Los antibióticos herbales que pueden tratar las ITU incluyen:

- Sello de oro
- Uva ursi (Arctostaphylos uva-ursi)
- Arándano rojo (Vaccinium macrocarpon)

Bronquitis

bronquitis es una inflamación de las vías respiratorias. Suele estar causada por una infección vírica, pero también puede estar provocada por bacterias o sustancias irritantes.

Los Síntomas de la Bronquitis Incluyen:

- Tos
- Dolor de garganta
- Sibilancias
- Dificultad para respirar
- Dolor en el pecho
- Fiebre
- Fatiga

Los Antibióticos herbales que pueden tratar la bronquitis incluyen:

- Tomillo (Thymus vulgaris)
- Orégano (Origanum vulgare)
- Malvavisco (Althaea officinalis)

Neumonia

La neumonía es una infección pulmonar grave. Pueden causarla virus, bacterias u hongos.

Los Síntomas de la Neumonía incluyen:

- Tos con flema

- Dificultad para respirar
- Dolor en el pecho
- Fiebre
- Sudoración y escalofríos
- Náuseas y vómitos

Los antibióticos herbales que pueden tratar la neumonía incluyen:

- Pulmonaria (Pulmonaria officinalis)
- Rábano picante (Armoracia rusticana)
- Hoja de olivo (Olea europaea)

Infecciones Gastrointestinales

Las infecciones gastrointestinales son otra enfermedad común que se trata eficazmente con antibióticos a base de plantas. Estas infecciones suelen estar causadas por un virus, una bacteria o un parásito y pueden provocar los siguientes síntomas:

- Diarrea
- Náuseas
- Vómitos
- Dolor abdominal
- Fiebre

Los antibióticos a base de plantas que pueden tratar las infecciones gastrointestinales incluyen:

- Manzanilla (Matricaria chamomilla)
- Jengibre (Zingiber officinale)
- Menta (Mentha piperita)

Infecciones de la Piel

Otra infección común es la de la piel, causada por varios factores, como bacterias, virus y hongos. Las infecciones cutáneas suelen tratarse con medicamentos de venta libre, pero las más graves requieren antibióticos. Los antibióticos herbales son eficaces para tratar las infecciones cutáneas.

Los Síntomas de una Infección de la Piel incluyen:

- Enrojecimiento
- Hinchazón
- Dolor
- Pus o drenaje del sitio
- Fiebre

Los antibióticos herbales que pueden tratar las infecciones de la piel incluyen:

- Caléndula (Calendula officinalis)
- Equinácea (Echinacea purpurea)
- Aceite del árbol del té (Melaleuca alternifolia)

Infecciones de Transmisión Sexual

Las infecciones de transmisión sexual (ITS) son causadas por bacterias, virus o parásitos. Pueden transmitirse de persona a persona durante el contacto sexual. Las ITS provocan una serie de síntomas, incluso la ausencia de ellos. Algunas ITS provocan graves problemas de salud, como la infertilidad e incluso la muerte.

Los síntomas de una ITS incluyen:

- Llagas o protuberancias en la zona genital o anal
- Secreción del pene o la vagina
- Sensación de ardor al orinar
- Picor o ardor en la zona genital
- Relaciones sexuales dolorosas

Los antibióticos herbales que pueden tratar las ITS incluyen:

- Ajo (Allium sativum)
- Té verde (Camellia sinensis)
- Miel

Intoxicación Sanguínea

La intoxicación sanguínea, conocida como septicemia, es una infección potencialmente mortal que se produce cuando las bacterias entran en el torrente sanguíneo. Los antibióticos herbales utilizados para tratar la intoxicación sanguínea incluyen el ajo, la usnea y la equinácea.

Tuberculosis

La tuberculosis es una infección bacteriana que suele afectar a los pulmones. Las mejores hierbas y antibióticos contra la tuberculosis son el ajo, el trébol rojo, la usnea, el sello de oro, el elecampane y el boneset.

Otras Infecciones

Los antibióticos herbales también son eficaces contra otras infecciones, como la gonorrea, la amigdalitis y la bacteriemia. También pueden ser eficaces contra las heridas superficiales infectadas.

Algunas de las enfermedades más comunes pueden tratarse con antibióticos herbales. Aunque los antibióticos herbales suelen ser seguros y eficaces, es crucial comprender que los antibióticos herbales no son apropiados para todo el mundo. Por ejemplo, las mujeres embarazadas o en período de lactancia no deben utilizarlos. Las personas con ciertas condiciones médicas, como la enfermedad renal, deben evitar su uso.

Si te planteas utilizar antibióticos herbales, es importante que consultes con un profesional sanitario que conozca las hierbas y sus usos. Así te asegurarás de utilizar la hierba adecuada para tu enfermedad y de tomarla de la forma más segura y eficaz posible.

Cinco Razones para Tener Antibióticos Herbales en su Botiquín

Todos conocemos esa sensación cuando empezamos a enfermar: el picor de garganta, los mocos, la fatiga. También sabemos lo que hay que hacer: ir al médico para que nos dé una receta, rellenarla en la farmacia y empezar a tomar pastillas.

Pero, ¿Qué Pasaría si Existiera una Manera Mejor?

Los antibióticos a base de plantas son cada vez más populares, ya que la gente busca alternativas a la medicina tradicional. Hay muchas buenas razones para tenerlos en el botiquín.

Eficaz

Los antibióticos a base de plantas se han utilizado durante siglos en todo el mundo para tratar desde el resfriado común hasta infecciones bacterianas más graves. También pueden ser tan eficaces como los antibióticos tradicionales.

Naturales y Seguros

Los antibióticos a base de plantas se elaboran con ingredientes naturales como plantas y hierbas. Suelen ser mucho más suaves para el organismo que los medicamentos sintéticos y tienen menos efectos secundarios.

Refuerce Su Sistema Inmunológico

Otra ventaja de los antibióticos herbales es que ayudan a reforzar el sistema inmunitario. Esto es importante porque un sistema inmunológico robusto es su mejor defensa contra la enfermedad en primer lugar.

Económicos y Fáciles de Encontrar

Los antibióticos a base de plantas también suelen ser mucho más baratos que los medicamentos tradicionales. Son fáciles de encontrar - a menudo en su tienda local de **alimentos saludables o en línea.**

Buenos para el Medio Ambiente

Los antibióticos tradicionales se fabrican con productos químicos sintéticos que pueden dañar el medio ambiente. En cambio, los antibióticos a base de plantas son totalmente naturales y biodegradables.

¿En Que Se Diferencian los Antibióticos Herbales de los Antibióticos Normales?

Los antibióticos herbales funcionan de forma diferente a los antibióticos tradicionales. Se derivan de fuentes naturales, lo que los hace más eficaces a la hora de atacar la infección. Los antibióticos a base de plantas tienen muchas actividades bactericidas, bacteriostáticas y desinfectantes y son una alternativa contra las infecciones bacterianas.

Además, los antibióticos a base de plantas suelen tener menos efectos secundarios porque no son tan agresivos para el organismo. Además, no matan las bacterias buenas con las malas. Los antibióticos a base de plantas no suelen ser tóxicos y son ideales para tratar infecciones bacterianas en pacientes con un sistema inmunitario debilitado.

Las empresas farmacéuticas están interesadas en los antibióticos a base de plantas porque ofrecen una nueva clase potencial. Los antibióticos a base de plantas son eficaces contra muchas bacterias, pero no siempre lo son contra todas las cepas de una determinada bacteria. La eficacia de los antibióticos a base de plantas puede variar en función del estadio de la infección, la gravedad de la enfermedad y la respuesta del individuo al tratamiento.

¿Hay Efectos Secundarios?

Los efectos secundarios de los antibióticos herbales dependen de cada planta específica y de la dosis administrada. En general, los antibióticos a base de plantas tienen menos efectos secundarios que los antibióticos sintéticos.

Los antibióticos herbales generalmente no son tóxicos y son mucho más bajos que los antibióticos sintéticos. Además, tienen menos efectos secundarios e interacciones farmacológicas que los antibióticos sintéticos. Los informes de reacciones alérgicas a los antibióticos herbales son generalmente raros.

Así que, antes de recurrir a los antibióticos, prueba las alternativas herbales; puede que funcionen. Si todo lo demás falla, habla con tu médico sobre tu mejor opción. Los antibióticos son una poderosa herramienta para combatir las infecciones, pero no siempre son necesarios. Con tantas alternativas naturales disponibles, no hay necesidad de recurrir a productos químicos agresivos cuando la madre naturaleza ya nos ha proporcionado todo lo que necesitamos.

Capítulo 3

Antibióticos Herbales Sistémicos

Los antibióticos sistémicos son antibióticos que se toman por vía oral y tratan infecciones microbianas de diversos tipos en el organismo. Los antibióticos producidos por los microorganismos se han utilizado durante siglos para inhibir el crecimiento de los microbios o para eliminar los microorganismos infecciosos. Con el descubrimiento de más hierbas y raíces que contienen antibióticos, se ha convertido en una práctica común incluir estos antibióticos a base de hierbas en las comidas como ingredientes regulares para la función sistémica. Cuando se incluyen regularmente antibióticos a base de hierbas en la dieta, se ayuda a prevenir la inflamación y la infección microbiana, promoviendo la salud en general. Aunque los beneficios para la salud de estas hierbas e ingredientes son abrumadores, debes tener cuidado de no abusar de ellos para evitar causar daños a tu cuerpo.

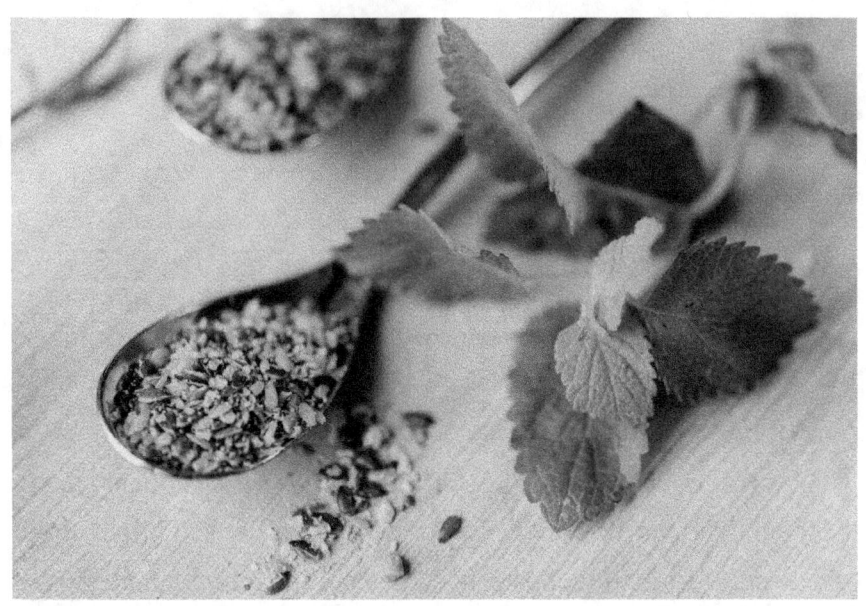

Uso Común de los Antibiótico Herbales Sistémicos

Los antibióticos herbales sistémicos se suelen utilizar cuando no se ha producido una infección o se ha detectado. Se toman para evitar la propagación de enfermedades que, si no se controlan, podrían resultar mortales o graves. Los antibióticos herbales se utilizan para acelerar la recuperación de una lesión o enfermedad y para prevenir complicaciones posteriores. Las personas propensas a las infecciones microbianas debido a una salud comprometida utilizan estos antibióticos con regularidad para evitar complicaciones.

Dolencias Tratadas con Antibióticos Herbales

A lo largo de los años, la gente ha ido recurriendo a los antibióticos herbales en lugar de los de infusión química. Los ingredientes orgánicos no hacen mella en el cuerpo como los medicamentos farmacéuticos. Los antibióticos pueden agotar el sistema digestivo, mientras que los naturales se procesan y digieren sin problemas.

Los antibióticos herbales pueden tratar o al menos proporcionar cierto nivel de control para una amplia variedad de enfermedades. La inflamación, las infecciones bacterianas, las infecciones del tracto urinario, la diarrea, las heridas y las infecciones por hongos pueden ser tratadas o controladas con antibióticos herbales.

Las hierbas e ingredientes que se enumeran a continuación son antibióticos naturales. Cada uno de ellos tiene propiedades únicas que le permiten exhibir propiedades antibióticas. El orégano, el clavo, el sello de oro, la equinácea, el jengibre, la miel, el ajo, el neem, el pau d'arco, la cúrcuma, la col, el aceite de coco y los alimentos fermentados son algunas de estas hierbas. Todas estas hierbas e ingredientes se explicarán a fondo para revelar su papel en la promoción del bienestar general.

Oregano

El orégano es una hierba que se utiliza en muchas cocinas y supermercados de todo el mundo. Puede encontrarlo en forma de aceite, seco o fresco; independientemente de cómo lo utilice, contiene importantes beneficios para la salud. El orégano se consume en pequeñas cantidades, pero debido a su rico contenido en nutrientes, le proporcionará beneficios diarios para la salud como la vitamina K y ayuda en la lucha contra las bacterias, lo que resulta en una menor inflamación. Esta hierba tiene un alto contenido en antioxidantes, lo que ayuda al cuerpo a combatir los radicales libres, que son perjudiciales para el organismo. Cuando estos radicales libres no se eliminan y se acumulan, provocan enfermedades cardíacas y cáncer.

El timol y el carvacrol son antioxidantes presentes en el aceite de orégano que ayudan a prevenir el daño celular causado por los radicales libres. La propiedad antioxidante también ayuda a prevenir el cáncer. Además de la prevención del cáncer, los profesionales han afirmado que el orégano mata las células cancerosas. Los compuestos del aceite esencial tienen propiedades antimicrobianas activas. Según las investigaciones, el orégano inhibe el crecimiento de microorganismos que causan infecciones, como las pseudomonas y la Escherichia coli. Los componentes del orégano también protegen contra ciertos virus. El timol y el carvacrol son dos potentes componentes antivirales y antimicrobianos del orégano. El carvacrol desactiva el norovirus, que provoca diarrea, dolor de estómago y náuseas. Está demostrado que el aceite esencial de orégano desactiva el 90% del virus del herpes.

Esta hierba es fácil de incorporar a tu dieta, y sus excepcionales propiedades la hacen ideal como antibiótico para combatir la infección viral, la complicación de los radicales libres, la infección bacteriana y la inflamación. El orégano es un alimento natural que puedes añadir a casi todas tus comidas. Sin embargo, una cucharadita de té es suficiente para tus necesidades diarias para evitar abusar de la sustancia.

Clavo

El clavo es el capullo de la flor del árbol del clavo. Se puede encontrar en las tiendas de comestibles, tanto en su forma molida como en su forma entera. El clavo se utiliza como condimento, como especia en pasteles y galletas o como aromatizante en bebidas calientes. El hecho de que el clavo pueda utilizarse en diferentes platos podría hacer pensar que la gente sólo lo disfruta por su sabor y aroma. Sin embargo, este ingrediente ofrece mucho más. El clavo tiene muchos beneficios para la salud, como la estabilización del azúcar en la sangre y la promoción de la salud del hígado. Una cucharadita de polvo de clavo contiene suficientes minerales, vitaminas y antioxidantes para ayudar a reducir el estrés oxidativo.

El eugenol es un compuesto del clavo que actúa como antioxidante natural, por lo que es útil en la lucha contra el estrés oxidativo. Esto significa que el clavo puede ayudar a proteger contra el cáncer. Cuando el clavo se toma regularmente, inhibe el crecimiento de los tumores y mata las células cancerosas. Sin embargo, no hay que consumir grandes cantidades de eugenol para no causar daños al organismo.

El clavo contiene propiedades antibacterianas, lo que lo convierte en un antibiótico natural. El aceite esencial de clavo es muy potente y te protege de las intoxicaciones alimentarias. El clavo de olor también favorece la salud bucodental al impedir el crecimiento de las bacterias que causan las enfermedades de las encías; cepillarse los dientes regularmente con una pasta de clavo fortalecerá la salud de las encías. El clavo está clasificado como un antibiótico herbal debido a sus propiedades antimicrobianas.

Cebolla

La cebolla pertenece a la familia del genio Allium y es una de las hortalizas con mayor contenido en minerales, vitaminas y otros beneficios para la salud. Desde la antigüedad, los beneficios medicinales de la cebolla se han utilizado para tratar muchas dolencias como las enfermedades del corazón, las llagas en la boca y los dolores de cabeza. Una de las muchas propiedades notables de la cebolla es la vitamina C, un antioxidante del organismo; este antioxidante protege al cuerpo de los radicales libres. La propiedad antibiótica se debe a la capacidad de la cebolla para combatir la inflamación y las bacterias, pero también tiene otras propiedades medicinales. Previene los coágulos de sangre y la hipertensión arterial. Además, el extracto de cebolla inhibe el crecimiento del Vibrio cholerae, la bacteria responsable de la infección del cólera.

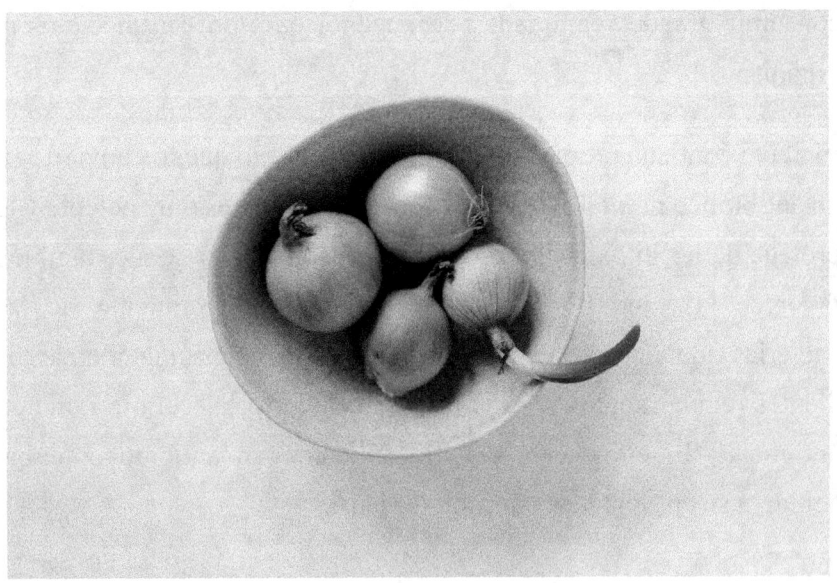

Varias bacterias, como la E. coli y la S. aureus, que causan diversas enfermedades en el tracto gastrointestinal y el estómago, se han vuelto inactivas por la acción inhibidora de las cebollas, especialmente las cebollas rojas. Esta hortaliza es fácil de encontrar en las tiendas de comestibles de todo el mundo, y puedes incorporarla a todas tus comidas para aprovechar sus beneficios. Además del bulbo, las hojas de la cebolla son comestibles y tienen un alto contenido en nutrientes que favorecen la salud en general.

Sello de Oro

Esta hierba es originaria de Norteamérica y se conoce como puccoon amarillo u orangeroot. Su raíz seca se utiliza ampliamente como suplemento en los Estados Unidos. La berberina es un componente del sello de oro que ayuda a combatir las infecciones por hongos y bacterias. Además de sus propiedades antimicrobianas, reduce los latidos irregulares del corazón y la presión arterial. El sello de oro puede tratar los resfriados, la fiebre del heno, las infecciones de las vías respiratorias superiores, el estreñimiento y la diarrea. Aunque no existe una base médica para estos tratamientos, se han realizado y confirmado mediante investigaciones. Las hojas y las raíces del sello dorado tratan afecciones como la inflamación y la infección.

El sello de oro es una hierba medicinal muy conocida y utilizada en todo el mundo. Sus extractos e infusiones tratan la fiebre del heno, los resfriados, los problemas digestivos, los problemas de la piel y el dolor de encías. También se procesa y se utiliza en muchos medicamentos, como productos para aliviar la alergia, gotas para los oídos, productos de higiene femenina, fórmulas de colirio, laxantes, remedios para la gripe y el resfriado, y ayudas digestivas. El sello dorado contiene una alta concentración de alcaloides, lo que le confiere propiedades antiinflamatorias y antibacterianas, convirtiéndolo en un antibiótico herbal. Aparte de sus propiedades antibióticas, el sello de oro puede ayudar con la pérdida de apetito, los trastornos de la piel, las menstruaciones dolorosas o abundantes, la indigestión, la sinusitis y otros trastornos digestivos o inflamatorios.

Miel

La miel la elaboran las abejas con el néctar de las flores. La miel es un líquido dulce que se utiliza con fines medicinales desde hace siglos por sus supuestos beneficios para la salud. Se puede comprar miel cruda o pasteurizada. El proceso de pasteurización da lugar a un tono más oscuro o más claro de la miel. El dulzor de la miel procede de su alto contenido en glucosa y se ha utilizado con éxito para tratar las alergias estacionales. Pero puede hacer mucho más por tu cuerpo. La miel también ayuda a la rápida recuperación de quemaduras y otras heridas cuando se aplica de forma tópica. Otros productos corporales, como el champú, el desodorante y las cremas, contienen miel en distintas cantidades por sus beneficios para la salud. Las personas con diabetes no pueden beneficiarse de la miel porque corren el riesgo de que el azúcar se descomponga.

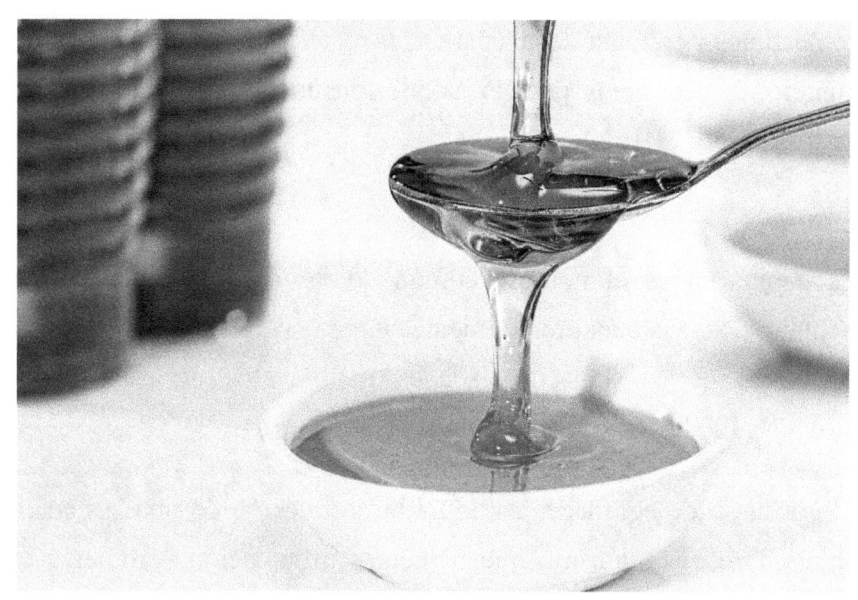

Debido a su capacidad para combatir las infecciones e inhibir el crecimiento microbiano, la miel se considera un antibiótico natural. Aunque otros tipos de miel tienen propiedades antibacterianas, los profesionales descubrieron que la miel de Manuka tiene una mayor capacidad antibacteriana. La miel de Manuka contiene proteínas defensivas-1 y peróxido de hidrógeno, que ayudan a matar las bacterias.

La miel puede curar varias dolencias cuando se toma sola o combinada con otras soluciones, como el mal aliento, el dolor de la dentición, la dermatitis y el eczema, las heridas, los cortes, las quemaduras, el asma y la tos, la úlcera de estómago y la artritis. Debido a sus propiedades antioxidantes, antiinflamatorias, antivirales y antibacterianas, la miel se recomienda para tratar muchas dolencias de la piel. Estas propiedades la califican de antibiótico natural. La miel es fácil de conseguir en las tiendas de comestibles y en lugar del azúcar en las recetas. Aunque la miel tiene numerosos beneficios para la salud, consumirla en exceso puede perjudicarla.

Equinacea

La equinácea es el nombre común de las distintas especies de Echinacea y se encuentra fácilmente en toda la zona media y oriental de Norteamérica. Las propiedades medicinales de esta planta provienen de las raíces, las flores y las hojas.

El consumo de equinácea estimula la producción de una sustancia química en el organismo que reduce la inflamación y refuerza el sistema inmunitario. La equinácea es conocida por sus propiedades antiinflamatorias y de refuerzo del sistema inmunitario y ayuda a prevenir el resfriado común en las personas mayores cuando se toma por vía oral con regularidad. Tomar Echinacea cuando ya se está resfriado hace que el suplemento sea menos eficaz que cuando se goza de buena salud. La equinácea se incluye en los productos para el cuidado de la piel porque ayuda a prevenir las infecciones cutáneas. La capacidad de la equinácea para reducir la inflamación la convierte en un antibiótico natural fácil de integrar en los preparados culinarios.

Jengibre

El jengibre procede de una planta con flores y su rizoma se utiliza como especia en muchas cocinas por su carácter picante y su fuerte aroma. Esta planta con flores es originaria del sudeste asiático y está considerada como una de las especies más saludables del mundo. El tallo subterráneo, el rizoma, es el que más se utiliza para condimentar los alimentos.

El jengibre puede utilizarse en forma seca, fresca, en zumo, en infusión de aceite y en polvo. Tiene una larga historia de uso medicinal, que incluye la reducción de las náuseas, la mejora de la digestión y el tratamiento del resfriado común y la gripe. El gingerol es el componente bioactivo responsable de sus propiedades medicinales. Además, posee propiedades antioxidantes y antiinflamatorias. El jengibre también ayuda a controlar el estrés oxidativo causado por un exceso de radicales libres en el organismo. Las personas que sufren náuseas y vómitos debido a condiciones médicas como la quimioterapia o la cirugía pueden beneficiarse del jengibre.

El jengibre puede reducir las náuseas en las mujeres embarazadas con náuseas matutinas, pero no puede detener los vómitos. Se emplea como medicina alternativa desde hace décadas por sus propiedades anticancerígenas. Esta propiedad anticancerígena se debe al gingerol, abundante en el jengibre crudo. El jengibre puede ser eficaz contra los cánceres de ovario, mama, hígado y páncreas. Inhibe el crecimiento de las bacterias causantes de enfermedades, por lo que incluirlo en la dieta reduce el riesgo de infecciones bacterianas. El jengibre inhibe las bacterias orales responsables de las infecciones inflamatorias de las encías, como la periodontitis y la gingivitis. La lucha contra estos peligrosos virus y bacterias reduce la probabilidad de contraer una infección. El jengibre se incorpora fácilmente a su dieta al beber y comer. Es un antibiótico natural y tiene numerosos beneficios para la salud, incluyendo propiedades antibióticas.

Incluye el jengibre en tu dieta con regularidad para reforzar su sistema inmunitario y combatir las infecciones.

Ajo

El ajo tiene numerosos beneficios para la salud, como la reducción del colesterol y la presión arterial y la prevención del resfriado común. Es notable la facilidad con que este ingrediente puede incorporarse a las comidas habituales, protegiendo el organismo y saciando el apetito. El ajo es un miembro de la familia de las cebollas (allium) y tiene su origen en el norte de Asia. Es fácil de cultivar en muchas partes del mundo, está disponible en cualquier supermercado y su delicioso sabor y olor penetrante lo convierten en un excelente ingrediente culinario.

Históricamente, el ajo se utilizaba principalmente por sus beneficios medicinales y para la salud. Al masticar, triturar o picar el ajo, se libera un compuesto de azufre, responsable de sus beneficios para la salud. Este compuesto de azufre se extiende sistémicamente por todo el cuerpo y tiene un profundo efecto biológico. El ajo puede reforzar el sistema inmunitario y ayudarle a combatir la gripe y el resfriado común. El ajo también contiene antioxidantes que ayudan a prevenir la enfermedad de Alzheimer y la demencia. El ajo también es eficaz contra la diarrea, los vómitos y los hongos.

El estrés oxidativo inducido por los radicales libres puede acelerar el envejecimiento, pero los antioxidantes del ajo pueden evitarlo. Como antibiótico natural, el ajo inhibe las infecciones microbianas. Inclúyelo en tu dieta para beneficiarte de su efecto sistémico.

Pau D'Arco

Este árbol de hoja perenne es originario de Sudamérica y se ha utilizado durante siglos por sus propiedades medicinales. El nombre deriva de Portugal y significa "árbol de arco". Se utiliza en el tratamiento del cáncer y en el tratamiento antibacteriano; se ha observado que la administración del árbol del arco frena el crecimiento de los tumores. Según las investigaciones, ayuda a perder peso y reduce la inflamación.

El árbol del arco es un antibiótico natural por su capacidad para tratar infecciones. Aparte de los beneficios ya mencionados, las propiedades medicinales del árbol del arco son enormes, y esta hierba ayuda con las dolencias de la piel y del estómago. No se recomienda su consumo en grandes cantidades para evitar complicaciones. Las personas con problemas de hemorragia o que vayan a someterse a una operación quirúrgica deben evitar esta hierba porque retrasa la coagulación de la sangre. Los principales componentes del Pau D' Arco que le permiten tratar diversas enfermedades son la beta-lapachona y el lapachol, clasificados como naftoquinona.

El extracto de pau d'arco tiene propiedades antifúngicas y antibacterianas que inhiben el metabolismo de los hongos y las bacterias, matándolos de hambre. Emplea un mecanismo de inhibición para mantener el cuerpo a salvo de infecciones. Es mejor consumirlo con moderación para evitar el riesgo de sobredosis.

Neem

Aunque crece en otras partes del mundo, el árbol del neem es originario de la India. El aceite de neem trata las infecciones bacterianas de la piel como el acné y la dermatitis. Este ingrediente es un antibiótico sistémico natural que debe consumirse con moderación. A lo largo de la historia, el árbol del neem se ha utilizado para tratar la fiebre, el dolor y las infecciones, y sus ramitas se utilizan para limpiar los dientes, favoreciendo el cuidado dental.

El neem se conoce a veces como "la farmacia del pueblo" porque todas las partes de esta planta medicinal, incluidas las flores, las hojas, la corteza, las raíces, los frutos y las semillas, son útiles para tratar diversas dolencias. Las flores tratan los problemas de las vías biliares, las hojas las úlceras y la corteza las enfermedades cerebrales. Se han descubierto más de 140 compuestos activos en diversas partes del árbol del neem. Estos potentes compuestos han dado al neem sus propiedades antimicrobianas, antiparasitarias, antiinflamatorias, cicatrizantes, antioxidantes y antidiabéticas. El nombre de "farmacia del pueblo" es bien merecido porque esta hierba es extremadamente potente. Debido a su capacidad para combatir múltiples infecciones, es un antibiótico natural que se añade fácilmente a la dieta para obtener resultados sistémicos.

Cúrcuma

La cúrcuma actúa como un soldado para el cuerpo. Como suplemento nutricional, la cúrcuma tiene la mayor eficacia para combatir enfermedades de todos los ingredientes alimentarios. Los beneficios para la salud de la cúrcuma se deben a la curcumina, su ingrediente activo. Esta hierba y especia india se ha utilizado con fines medicinales durante siglos. La curcumina, el componente activo de la cúrcuma, posee potentes propiedades antiinflamatorias y antioxidantes.

Dado que la cúrcuma cruda sólo contiene una pequeña cantidad de curcumina, las personas toman suplementos para aumentar su ingesta de curcumina. La escasa absorción de la curcumina en el torrente sanguíneo es un reto que debe superarse aumentando la biodisponibilidad de la curcumina. La piperina, presente en la pimienta negra, aumenta la absorción y la eficacia de la curcumina en un 2.000%. Para obtener resultados óptimos, se recomienda combinar cúrcuma y pimienta negra. La curcumina es antiinflamatoria y ayuda a la defensa del organismo contra los invasores extraños, al tiempo que repara los daños internos. Sólo aumentando su biodisponibilidad la curcumina puede inhibir las moléculas cruciales en la inflamación.

La cúrcuma aumenta la capacidad antioxidante del organismo y alarga la vida. Su capacidad para prevenir o tratar las infecciones causadas por microorganismos hace de la cúrcuma un antibiótico natural muy apreciado. Combate los microorganismos causantes de infecciones y se incorpora fácilmente a la dieta.

Col

La col, perteneciente a la familia de las crucíferas, tiene un alto contenido en azufre. Se presenta en diferentes colores, como el verde, el blanco, el morado y el rojo, y sus hojas pueden ser lisas o arrugadas. La col se cultiva en todo el mundo y se incluye en varios platos, como la ensalada de col, el kimchi y el chucrut. Está disponible en cualquier tienda de verduras o supermercado.

La col utiliza sus propiedades antioxidantes para ayudar a prevenir la inflamación causada por infecciones o enfermedades. Contiene vitamina C, que es importante para muchas funciones corporales, y ayuda a formar colágeno, que da flexibilidad y estructura a la piel. El colágeno es esencial para el buen funcionamiento de los vasos sanguíneos, los músculos y los huesos. Este alimento ayuda en la lucha contra el cáncer y mejora el control del peso, los problemas digestivos y la prevención de enfermedades. La col es natural y puede incluirse en varias dietas para aprovechar sus propiedades y beneficios antibióticos.

Alimentos Fermentados

Los encurtidos, el yogur probiótico y la col sin pasteurizar son algunos ejemplos de alimentos fermentados beneficiosos para la salud. Contribuyen a la lucha contra el cáncer y las infecciones bacterianas. El contenido ácido de los alimentos crudos puede reducirse mediante la fermentación, lo que en última instancia da lugar a alimentos más saludables. Los alimentos fermentados se elaboran desde hace muchos años en diferentes culturas de todo el mundo. Los alimentos fermentados son beneficiosos para el organismo porque aumentan la inmunidad, reducen el riesgo de reacciones alérgicas, eliminan microbios y levaduras perjudiciales y aportan numerosos beneficios para la salud. Normalmente, los alimentos fermentados se consideran antibióticos naturales porque ayudan a combatir las infecciones microbianas; por ejemplo, el vinagre de sidra de manzana.

Las propiedades antisépticas y antibióticas que posee este vinagre lo hacen ideal para tratar y prevenir infecciones. Además, ayuda a reducir el riesgo de cáncer y el colesterol. Cuando la sidra de manzana se aplica a las heridas, protege al cuerpo de las infecciones que podrían desarrollarse debido a la contaminación a la que podría haber estado expuesta la herida. Este remedio natural tiene una larga historia de aplicación en la cocina y en el campo de la medicina. El uso del vinagre de sidra de manzana tiene varios efectos positivos para la salud, como la reducción de los niveles de colesterol y de azúcar en la sangre, y facilita la eliminación del exceso de peso.

Este tratamiento se elabora a partir de azúcar de manzana fermentado y, como resultado del proceso de fermentación, las moléculas de azúcar de manzana se transforman en ácido acético. El ácido acético presente en este tratamiento es el componente responsable de los efectos positivos para la salud asociados al vinagre de sidra de manzana. Dado que actúa como un antibiótico natural, debería convertirlo en una parte habitual de su dieta para obtener los mayores beneficios.

La naturaleza ofrece una amplia gama de alimentos nutritivos. Su funcionalidad es sistémica porque no tiene ningún órgano o célula específica sobre la que actuar. Curiosamente, casi todos los alimentos naturales que comemos tienen uno o más beneficios para la salud. Estos antibióticos naturales de los que se habla en este capítulo se toman por vía oral y circulan por todo el cuerpo, realizando sus funciones. La mayoría de estas hierbas e ingredientes funcionan mejor cuando se consumen antes de la enfermedad que cuando ésta se activa por completo; previenen la enfermedad al inhibir el organismo que la provoca. Convertirlas en parte habitual de su dieta contribuirá en gran medida a mantener su cuerpo sano.

Capítulo 4

Antibióticos Herbales No Sistémicos

Los curanderos y los herbolarios han utilizado durante mucho tiempo los antibióticos herbales, entre otros medicamentos, como tratamiento de diversas enfermedades. En los últimos años, estos remedios naturales han ganado aún más protagonismo entre el público.

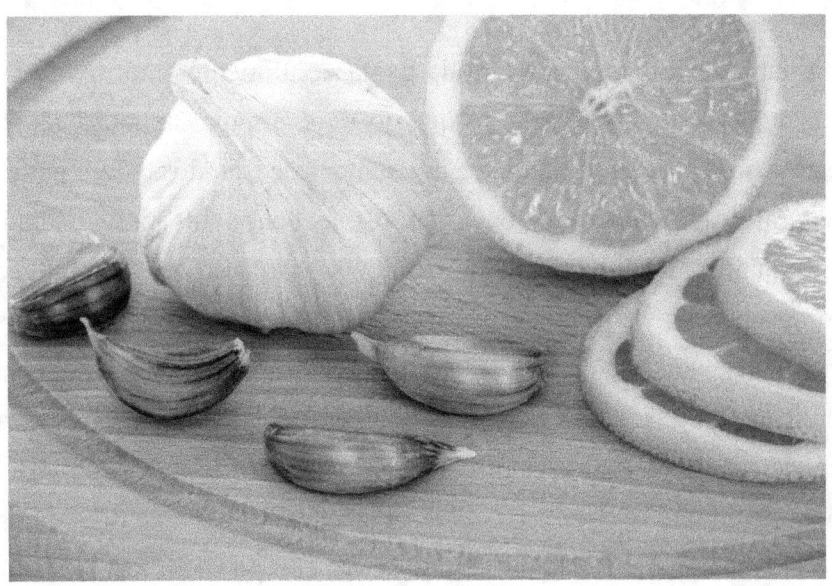

Dado que las drogas sintéticas que ayudaron a construir la medicina moderna están fracasando, la medicina herbaria está recibiendo de nuevo la atención que merece. Los antibióticos herbales tienen muchas posibilidades de convertirse en una opción de tratamiento estándar.

Desde 1928, cuando se descubrieron los antibióticos, las bacterias han cambiado y se han adaptado más rápido de lo que nadie podía imaginar. Por ello, la necesidad de tratamientos más seguros y eficaces es más urgente que nunca. Esto ha llevado a muchos profesionales y a la gente de a pie a volver a mirar a la naturaleza y a los poderes curativos de la tierra. Por ello, se vuelven a buscar muchas plantas y hierbas que nuestros antepasados utilizaban.

En la búsqueda de nuevos tratamientos contra los organismos resistentes a los antibióticos, se han descubierto numerosas plantas y hierbas con propiedades antibacterianas. Al igual que sus homólogos sintéticos, estos antibióticos a base de plantas pueden dividirse en dos categorías: sistémicos y no sistémicos.

Con el aumento de las infecciones mortales, es importante conocer estos antibióticos herbales no sistémicos, dónde se pueden encontrar y los distintos tipos. Este capítulo cubre todo lo que necesitas saber sobre los antibióticos herbales no sistémicos, su uso, dónde encontrarlos y para qué dolencias se utilizan.

¿Qué Son Los Antibióticos No Sistémicos?

Los antibióticos no sistémicos, conocidos como antibióticos localizados, no se extienden por el cuerpo tan fácilmente como los sistémicos; sus movimientos son limitados porque no pueden atravesar fácilmente las membranas. Estos antibióticos sólo son activos en el tracto gastrointestinal y urinario. En las infecciones externas, sólo actúan en la luz intestinal sin llegar a las zonas de circulación sistémica. Aunque sólo actúan en el sistema digestivo, pueden tratar algo más que las infecciones gastrointestinales.

Los antibióticos no sistémicos pueden tratar varias enfermedades sistémicas, incluidos los desequilibrios metabólicos y minerales.

Los antibióticos no sistémicos proporcionan una solución muy necesaria en un mundo donde la seguridad es vital. Se trata de utilizar antibióticos a base de plantas y el proceso de aprobación de medicamentos para dolencias a gran escala, aquellos que tratan enfermedades crónicas que afectan a una gran población de pacientes.

Estos antibióticos ayudan a reducir y, en algunos casos, a eliminar los efectos sistémicos fuera del objetivo, reduciendo los riesgos de efectos tóxicos y adversos. Los antibióticos no sistémicos tienen un buen potencial terapéutico, ya que pueden atender necesidades médicas insatisfechas al ofrecer opciones de tratamiento innovadoras con efectos adversos mínimos.

Enfermedades Asistidas por Antibióticos No Sistémicos

Los antibióticos no sistémicos tratan una amplia gama de infecciones en el cuerpo, especialmente las infecciones bacterianas en el tracto digestivo. Este antibacteriano tiene una gran actividad bactericida, lo que lo hace eficaz contra las bacterias, aerobios y anaerobios. Estos son algunos ejemplos de enfermedades que pueden tratarse con antibióticos no sistémicos:

Encefalopatía Hepática

Esta enfermedad es una pérdida de la función cerebral causada por la incapacidad de un hígado dañado para eliminar las toxinas en la sangre. Suele darse en personas con enfermedades hepáticas crónicas y suele desencadenarse por una deshidratación, una hemorragia gastrointestinal o una infección.

Los primeros síntomas son olvidos leves, somnolencia excesiva, un olor dulzón en el aliento y confusión. Los síntomas avanzados incluyen temblores (temblor de las manos y los brazos), habla agitada, desorientación y coma.

La encefalopatía hepática puede tratarse de varias maneras, entre ellas el uso de antibióticos no sistémicos para inhibir y eliminar las bacterias. El uso de antibióticos no sistémicos funciona rápidamente, reduciendo la posibilidad de hospitalización.

Enfermedad Inflamatoria Intestinal

La enfermedad inflamatoria intestinal, conocida como EII, se divide en dos tipos: colitis ulcerosa y enfermedad de Crohn. Estos trastornos se caracterizan por una larga inflamación crónica de los tejidos del tubo digestivo, que afecta al intestino delgado y grueso, al colon, al recto y al tracto gastrointestinal superior.

La gravedad de esta enfermedad varía en función del individuo infectado. Puede ser una infección menor en una persona o una afección potencialmente mortal en otra. Esta enfermedad se distingue por síntomas como sangrado rectal, fatiga, diarrea, pérdida de peso y dolor abdominal.

Esta enfermedad puede tratarse con antibióticos no sistémicos y otros medicamentos para eliminar las bacterias.

Cólera

El cólera es una infección bacteriana común. Es una infección aguda causada por la contaminación bacteriana de alimentos o bebidas, que provoca diarrea acuosa y deshidratación.

En situaciones extremas, la deshidratación y la diarrea graves pueden ir acompañadas de shock y convulsiones. Puede llevar a la muerte en cuestión de días o incluso horas si no se trata rápidamente. Los antibacterianos localizados o no sistémicos pueden tratar el cólera con eficacia.

Sobrecrecimiento de Bacterias del Intestino Delgado (SIBO)

El sobrecrecimiento de las bacterias del intestino delgado se produce cuando el aumento de las bacterias dentro del intestino delgado es anormal. Es el resultado de que las bacterias no sean nativas de la región del tracto digestivo. Esta enfermedad está causada por una enfermedad o una intervención quirúrgica, que perturba el movimiento de los productos de desecho y los alimentos a través del sistema digestivo, creando un espacio para que las bacterias prosperen. Éstas contribuyen a crear problemas estructurales en el organismo.

Esta enfermedad se asocia con náuseas, diarrea, pérdida de peso, hinchazón, pérdida de apetito, dolor abdominal y otros síntomas. Los antibióticos se utilizan para matar y eliminar las bacterias que crecen en exceso. Los antibióticos no sistémicos reducen las bacterias anormales que crecen en el tracto digestivo. La duración de este tratamiento depende exclusivamente del paciente.

Heridas Infectadas

Las bacterias son los microbios más comunes que infectan las heridas. Estas bacterias y otros microbios se introducen en la herida y la utilizan como lugar de crecimiento, haciendo que la herida tarde más en curarse. Un ejemplo de estas bacterias es el estafilococo dorado.

Las heridas ya infectadas se infectan aún más, y las zonas de la herida que parecen rojas se sienten ligeramente calientes o tibias. La herida se vuelve más dolorosa y puede producir pus, un líquido amarillento y maloliente.

Los antibióticos no sistémicos son excelentes para tratar las heridas infectadas por bacterias. Estas bacterias no pueden crecer donde se aplica un antibacteriano, por lo que la herida puede curarse adecuadamente.

Hierbas e Ingredientes Utilizados como Antibióticos Naturales

Los investigadores y científicos recurren a métodos naturales para desarrollar nuevos fármacos porque las bacterias cambian y se adaptan rápidamente a los fármacos sintéticos, haciéndolos menos eficaces.

Utilizar remedios naturales como los antibióticos en lugar de los conocidos fármacos sintéticos tiene varias ventajas. Estas ventajas son la menor probabilidad de efectos secundarios, la disponibilidad generalizada, la mayor eficacia en casos de larga duración y el menor coste.

A continuación, se presenta una lista de los antibióticos naturales más eficaces que pueden utilizarse como alternativa a los fármacos sintéticos. Estos antibióticos naturales tienen el potencial de convertirse en un método de tratamiento estándar.

Ajo

El ajo, conocido botánicamente como Allium sativum, es una planta perenne de la familia de las amarilidáceas (Amaryllidaceae). Tiene forma de bulbo, cubierto de una piel membranosa y con bulbillos más pequeños conocidos como dientes encerrados en ella.

Esta planta es originaria de Asia central, pero en la actualidad se cultiva ampliamente en Italia y partes del sur de Francia.

El ajo se utiliza ampliamente como ingrediente básico en varias cocinas de todo el mundo debido a su sabor y aroma penetrantes. Además de su delicioso sabor, el ajo se ha utilizado durante mucho tiempo como medicina para muchas dolencias en la antigüedad y en la actualidad. Uno de sus muchos beneficios terapéuticos y para la salud son sus propiedades antibióticas.

Los dientes de ajo tratan las infecciones bacterianas de la piel, el tracto digestivo, las vías respiratorias y el tracto urinario. Las bacterias no pueden adaptarse al ajo porque está formado por múltiples componentes y no por un único compuesto. El ajo contiene 33 compuestos de azufre, 17 aminoácidos y muchos más.

Propiedades Antibióticas

Debido a su componente activo de azufre, la alicina, el ajo se considera un antibiótico natural. En el tratamiento de una infección intestinal causada por la bacteria Campylobacter, este compuesto es cien veces más fuerte y eficaz que algunos antibióticos populares.

Enebros

Los enebros son miembros de la familia Cupressaceae y del género Juniperus. Sus árboles y arbustos son coníferas y crecen en Asia occidental, meridional y central, África meridional y tropical, el Ártico, el Tíbet oriental y las montañas de América Central.

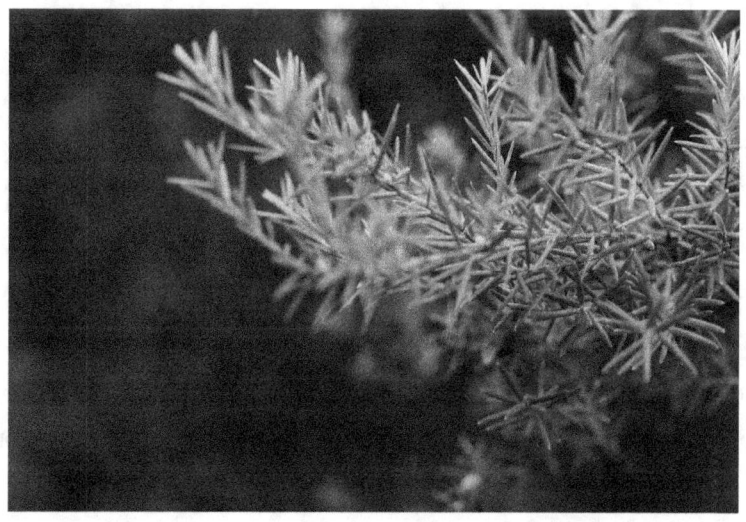

Los enebros tienen varias formas y tamaños, desde árboles altos hasta arbustos bajos, con ramas largas y colgantes y hojas en forma de aguja. Sus frutos tienen forma de bayas y son de color azul, naranja o marrón rojizo.

Las bayas de enebro son aromáticas y se utilizan habitualmente como especia en la cocina. Las bayas y las hojas en forma de aguja se utilizan habitualmente con fines herbolarios. Las raíces y la corteza del árbol también son activas.

Las bayas de enebro tienen propiedades antisépticas y tratan las infecciones crónicas del tracto urinario. Consigue la curación facilitando los conductos urinarios, lo que permite un movimiento más rápido de los fluidos en los riñones. El enebro es extremadamente beneficioso en la insuficiencia renal (cuando el riñón funciona lentamente) y en la restricción del flujo de orina. Se utiliza para tratar las infecciones de la piel al eliminar las toxinas de la sangre.

También trata el eczema, el acné y otras infecciones cutáneas como la caspa y el pie de atleta. Proceda con precaución y bajo la supervisión de un experto médico cuando utilice el enebro.

Propiedades Antibióticas

El aceite de enebro contiene compuestos potentes y eficaces, como sabineno, mirceno, limoneno y alfa y beta-pineno. También contiene tuyeno y terpeno, que forman una barrera antiséptica y son beneficiosos en el tratamiento de enfermedades renales, trastornos digestivos y agrandamiento de la próstata. También tiene un alto contenido en vitamina C.

Miel

La miel es un líquido viscoso de color dorado oscuro que producen las abejas en sus sacos de miel. La flor del néctar determina el color y el sabor de la miel. Se puede comprar cruda o pasteurizada.

La miel tiene numerosas aplicaciones. Cuando se aplica como capa protectora, es un componente calmante para la piel y cura heridas, quemaduras, llagas e injertos de piel. La miel trata el resfriado común, el asma, la flema y la tos. También estabiliza el hígado, alivia el dolor y elimina las toxinas.

Propiedades Antibióticas

La miel tiene una gran viscosidad y contiene una enzima antibacteriana que produce peróxido de hidrógeno, que inhibe el crecimiento de las bacterias. Es útil para tratar las úlceras de estómago y la bacteria Helicobacter pylori.

Equinácea

El nombre del género Echinacea se refiere a un grupo de plantas con flores de la familia de las margaritas. Esta planta es originaria de Norteamérica y se conoce como coneflower. Sus flores son de color púrpura o rosa, según la especie. Los pétalos que rodean el cono son puntiagudos y de color rojo o marrón oscuro.

Esta planta está emparentada con la ambrosía y el girasol; las hojas, las raíces y las flores se utilizan medicinalmente para reducir la inflamación y reforzar el sistema inmunitario. Es un remedio natural muy conocido que se utiliza para reforzar la inmunidad mediante la producción de células activas que combaten los gérmenes en nuestro organismo. También sirve para tratar el resfriado común y la gripe.

Se sabe que la equinácea inhibe las bacterias al impedir que liberen una enzima conocida como hialuronidasa, lo que permite a las bacterias atravesar las membranas protectoras, como el revestimiento de las vías respiratorias e intestinales, e invadir los tejidos. También previene algunos virus, como el de la gripe.

Propiedades Antibióticas

La equinácea contiene polisacáridos, alcamidas, flavonoides, glicoproteínas y aceites volátiles. También tiene un inmunoestimulante, que ayuda al sistema inmunitario a luchar contra las infecciones de las vías respiratorias superiores fortaleciéndolas.

Arándano Rojo

Esta planta pertenece al género Vaccinium y al subgénero Oxycoccus; son arbustos cortos de hoja perenne o enredaderas de la familia Ericaceae. Esta planta tiene un alto contenido en fitonutrientes, especialmente en antioxidantes proantocianinas, y es esencial para la salud en general.

Los arándanos también ayudan a prevenir enfermedades bucales como la caries y la gingivitis, al impedir que las partículas de alimentos y las bacterias se adhieran a los dientes. También contienen componentes que protegen contra enfermedades como las infecciones del tracto urinario, la caries dental y otras enfermedades inflamatorias.

Propiedades Antibióticas

El arándano rojo se utiliza principalmente para tratar las infecciones del tracto urinario. Contiene proantocianinas, flavonoides y ácido fenólico, que actúan conjuntamente para formar una barrera protectora alrededor del tracto urinario.

Raíz de Regaliz

La raíz de regaliz es una hierba que se utiliza en la medicina herbal desde hace muchos años para tratar dolencias como los dolores de estómago, la tos, las infecciones, el asma, el insomnio, la inflamación, los problemas del tracto respiratorio superior y para calmar los problemas del tracto digestivo.

También se utiliza como edulcorante en bebidas, medicamentos y caramelos. El regaliz tiene numerosos beneficios para la salud, entre los que destacan sus propiedades antioxidantes, antiinflamatorias y antimicrobianas.

La raíz de regaliz se cultiva en Europa, Asia y algunas partes de Oriente Medio.

También contiene compuestos antidepresivos. Estos compuestos le permiten tratar el pie de atleta, la bursitis, el resfriado y la gripe, el enfisema, el ardor de estómago, la tuberculosis, las úlceras, las infecciones por hongos, las infecciones por levaduras, las caries, las aftas, la artritis, la psoriasis, las enfermedades hepáticas, la gingivitis, la fatiga, el dolor de garganta, la gota y muchas otras afecciones.

Propiedades Antibióticas

La glicirricina se encuentra en las raíces de regaliz; esto ayuda a curar las membranas mucosas del tracto digestivo, curando así el sistema gastrointestinal. Las raíces de regaliz también tratan la inflamación del estómago.

Hoja de Olivo

Las aceitunas son plantas que pertenecen a la familia de las oleáceas. Su nombre botánico es Olea europaea, y pertenece a la familia de los frutos cortados o de hueso. Este fruto se consume o se extrae por su aceite.

Las aceitunas contienen una alta concentración de compuestos vegetales conocidos como polifenoles, que tienen propiedades antioxidantes y antiinflamatorias. Los polifenoles ayudan a reducir la presión arterial y el colesterol malo, al tiempo que previenen el cáncer. También ayudan a proteger contra el daño oxidativo y el deterioro cognitivo. Las propiedades antiinflamatorias y antioxidantes permiten tratar la aterosclerosis, el cáncer, la artritis, las enfermedades neurodegenerativas y la diabetes.

También se ha relacionado con la prevención de los ronquidos y la reducción de los niveles de colesterol.

Propiedades Antibióticas

La oleuropeína es una molécula única que se encuentra en las aceitunas. Se utiliza principalmente para reducir la presión arterial y el colesterol al romper las paredes de las células de las bacterias patógenas.

Eucalipto

El aceite de eucalipto es uno de los aceites esenciales más puros. El aceite se obtiene del árbol eucalipto globulus, también llamado "goma azul", y está disponible en todo el mundo. Es originario de Australia y es un árbol de hoja perenne con una rápida tasa de crecimiento.

Como se extrae de las hojas secas del eucalipto, el aceite tiene numerosas propiedades curativas. Sirve para tratar el asma, la bronquitis, la malaria, la tos seca, los problemas bucales, los problemas de vesícula y otras dolencias.

Propiedades Antibióticas

El eucalipto contiene aceite volátil y flavonoides, que matan las bacterias, y proporciona alivio respiratorio para las narices obstruidas, la sinusitis y la tos.

Ginseng

El ginseng es la raíz de las plantas del género Panax. Se cultiva en el sur de China, América y Corea. El ginseng se caracteriza típicamente por sus gametocidas y su gintonina. Aunque existen otras hierbas que se llaman ginseng, carecen del ingrediente activo ginsenósidos.

El ginseng se utiliza para prevenir el envejecimiento prematuro. También ayuda a mejorar la salud mental y el poder cognitivo, energizando el cuerpo y reduciendo el cansancio.

Propiedades de los Anticuerpos

El componente activo del ginseng son los ginsenósidos, que ayudan en muchas áreas del cuerpo aumentando la resistencia al estrés y la vitalidad. También trata las infecciones de las vías respiratorias, la diabetes y la debilidad.

Shatavari

El shatavari, conocido como asparagus racemous, es una planta trepadora originaria de las selvas bajas de la India. Esta hierba tiene un sabor tanto dulce como amargo. En la India se la considera todo lo contrario a la Ashwagandha. Tiene efectos rejuvenecedores en los órganos reproductores de las mujeres. El Shatavari puede tratar diversas dolencias en hombres y mujeres, como el reumatismo, los dolores de cabeza, la diarrea, la tos y la abstinencia de alcohol. El shatavari es un remedio que se encuentra en la mayoría de las tiendas de hierbas.

Propiedades Antibióticas

El Shatavari contiene arurveda, que potencia la actividad antibacteriana en el organismo, lo que lo convierte en una hierba excelente para prevenir y combatir las infecciones bacterianas. También trata los problemas digestivos y la recuperación de la ooforectomía y la histerectomía.

Hongos Shitake

Los hongos Shitake son conocidos en Asia por representar la longevidad debido a sus numerosas propiedades que mejoran la salud. Los chinos han utilizado este hongo con fines medicinales desde hace más de 6.000 años. Aparte de sus diversos beneficios para la salud, como el asma, la gripe, la bronquitis, el antienvejecimiento, los tumores y el cáncer, el hongo shitake es también un ingrediente sorprendente en las cocinas especializadas.

El delicioso sabor del hongo en la comida hizo que se adoptara en Estados Unidos y en el resto del mundo. Se puede encontrar en las tiendas de alimentación y salud más cercanas. Dependiendo de tus necesidades, se puede consumir en los alimentos, en forma de cápsulas, en polvo o en extracto.

Propiedades Antibióticas

El hongo shitake contiene Lenticular edodes, que puede matar muchos patógenos bacterianos. Se utiliza para mantener y proteger el sistema inmunológico.

Sello de Oro

El sello de oro norteamericano, conocido como orangeroot, es una planta perenne de la familia de los ranúnculos, Ranunculaceae. Se identifica por su grueso y dorado rizoma enmarañado. Por encima del suelo, el tallo es púrpura y peludo, mientras que por debajo del suelo, se vuelve amarillo en el punto en que se une al rizoma.

En Estados Unidos, las raíces secas se utilizan ampliamente en los suplementos nutricionales.

El sello de oro tiene propiedades antibacterianas y antifúngicas. Tiene cualidades para reducir la presión arterial y ayuda con los latidos irregulares del corazón. Sin embargo, la mayoría de los compuestos esenciales del sello de oro se absorben mal por vía oral.

El sello de oro trata muchos problemas de salud, como resfriados, infecciones respiratorias, estreñimiento, diarrea y fiebre.

Propiedades Antibióticas

La berberina, una sustancia química presente en el sello de oro, ha demostrado en ensayos de laboratorio que mata algunas bacterias y hongos. Sin embargo, las propiedades antibacterianas del sello de oro han llevado a tratar muchas afecciones, como infecciones oculares, infecciones gastrointestinales, infecciones urinarias, llagas en la boca e incluso vaginitis.

Orégano

El orégano, conocido como mejorana, pertenece a la familia de las lamiáceas. Es una planta originaria del Mediterráneo y es común en algunas partes de América del Norte. Es una planta perenne que se utiliza como especia en la cocina y en la elaboración de hierbas medicinales.

Tiene hojas ovaladas oscuras y flores fragantes en forma de espiga de color púrpura, rosa o blanco. Aunque se utiliza mucho como especia en la cocina y como componente de fragancias en aceites perfumados, perfumes, cosméticos, detergentes, etc., mucha gente desconoce sus sorprendentes propiedades antibióticas. Se puede comprar en tiendas de alimentos saludables y de remedios herbales.

Los herbolarios utilizan con frecuencia el orégano como conservante o como antídoto contra el veneno. El aceite obtenido de sus hojas y flores protege en gran medida contra las infecciones causadas por bacterias dañinas. También trata los dolores menstruales masticando unas 4 ó 5 de sus hojas recién cortadas. Además de los dolores menstruales, el orégano es un excelente alimento antienvejecimiento. Además, el orégano puede tratar otras afecciones como el asma, la gripe, los cortes y contusiones, el acné, la caspa, los dolores musculares, las varices, las arrugas, etc.

Propiedades Antibióticas

El carvacrol y el timol son compuestos naturales del orégano. Estos compuestos ayudan a romper la membrana celular externa de la bacteria, una barrera entre la bacteria y el sistema inmunológico de nuestro cuerpo. Por lo tanto, el orégano ayuda a la muerte de las bacterias. Por ello, se utiliza principalmente para tratar la candidiasis y las infecciones de las vías respiratorias.

Uva-ursi

El Arctostaphylos Uva-ursi, conocido como Uva-ursi, es un arbusto de hoja perenne de la familia Ericaceae. Su nombre en inglés es Bearberry, y crece en las regiones septentrionales de Norteamérica, en bosques arenosos y rocosos y en zonas abiertas de Asia y Europa. Este arbusto con flores alcanza unos 30 centímetros de altura, con tallos colgantes y flores y hojas agrupadas en las puntas de las ramas. También produce una baya de color naranja rojizo que los osos disfrutan, de ahí su nombre.

Las hojas de la gayuba tienen un ligero aroma y un sabor extremadamente amargo cuando se secan. En ocasiones, las hojas se hierven y se beben como té. El sabor insípido del fruto mejora cuando se cocina. Además de utilizarse como comestible, el Uva-ursi tiene numerosos beneficios medicinales. Es un laxante que previene el estreñimiento y ayuda a la digestión, y se utiliza principalmente para tratar las infecciones del tracto urinario. Además, trata la cistitis, la uretritis, la bronquitis, la hinchazón, las infecciones de riñón y vejiga, y otras afecciones.

Propiedades Antibióticas

El elágico, los taninos del ácido gálico y el hidrolizado son algunas de las propiedades antibióticas del Uva-ursi. La arbutina es el principal bioactivo responsable de sus propiedades antibacterianas. Cuando la arbutina se libera a través de la orina, produce un metabolito llamado glucurónido de hidroquinona, que impide que las bacterias se adhieran a los tejidos de esa zona.

Está claro que los antibióticos no sistémicos a base de plantas son seguros y una excelente alternativa a la medicina convencional y sintética. Los remedios naturales tienen varias ventajas sobre sus homólogos sintéticos, como menos efectos secundarios, mayor accesibilidad, menor coste y mayor eficacia. Estos antibióticos pueden consumirse de varias formas, como alimentos, hierbas, aceites, medicamentos, especias y pastillas. Le ayudan a combatir y protegerse contra todos los microbios dañinos.

Capítulo 5

Antibióticos Sinérgicos

La ciencia médica tiene grandes preocupaciones en nuestro mundo en constante cambio. Estas preocupaciones van desde los patógenos mutados hasta los parásitos resistentes y las bacterias resistentes. Encontrar nuevas formas de combatir las enfermedades y las epidemias al tiempo que se mejora la vida de las personas requiere un alto nivel de conocimientos. Se necesitan estudios, investigaciones y experimentos intensivos para combatir las enfermedades en cualquiera de sus formas.

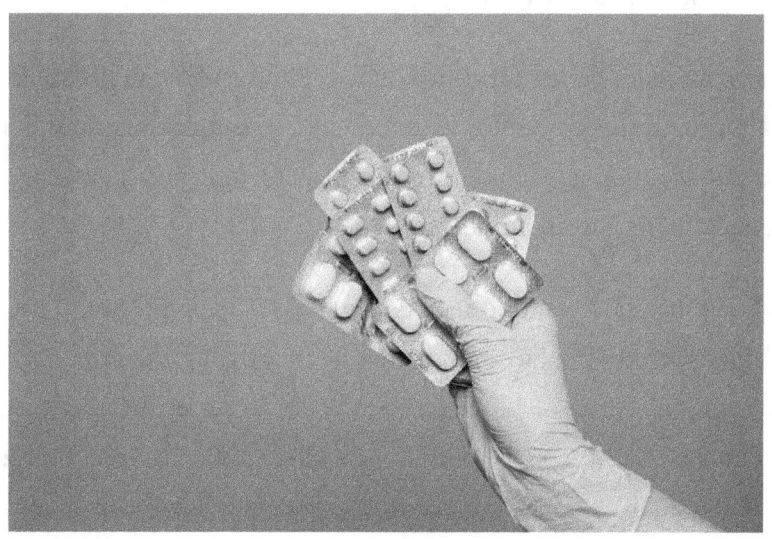

¿Qué Significa "Antibióticos Sinérgicos"?

La sinergia de los antibióticos es una de las nuevas formas de tratar las infecciones bacterianas. La sinergia de los antibióticos es un fenómeno microbiológico que se produce cuando se combinan dos agentes bioactivos para aumentar su potencia contra las bacterias. Los medicamentos antimicrobianos tienen una propiedad conocida como sinergismo que los hace más eficaces cuando se toman juntos. Este fenómeno surgió debido a las bacterias resistentes y a los patógenos que se negaban a ser tratados con un solo medicamento antibacteriano.

La sinergia de los antibióticos se define como la respuesta observada cuando se utilizan dos o más antibióticos para tratar una infección simultáneamente. Los antibióticos combinados actúan juntos para producir un efecto o resultado más fuerte que si los antibióticos se utilizaran individualmente. Los antibióticos actúan mejor juntos que por separado, por lo que la bacteria o el patógeno tiene menos posibilidades de sobrevivir.

Tras el aumento de los informes en los últimos años, la resistencia a los antimicrobianos ha surgido como una preocupación mundial. Los microorganismos pueden desarrollar mecanismos para neutralizar la potencia de los antimicrobianos.

La resistencia a los antibióticos está relacionada con los antibióticos sinérgicos, es decir, con el desarrollo de mecanismos para resistir los efectos de los antibióticos, lo que acaba por hacerlos ineficaces. Esta resistencia podría ser el resultado de una mutación genética, que puede producirse de forma natural o por adquisición de bacterias similares de la misma especie. El uso excesivo de antibióticos también podría influir en la reducción de su eficacia.

La resistencia a los antibióticos se produce cuando cambia la respuesta de las bacterias a los medicamentos. Esta resistencia se desarrolla en las bacterias que infectan a los animales y a las personas, no en las bacterias buenas de los animales y las personas. Las infecciones causadas por bacterias resistentes a los antibióticos son más difíciles de tratar que las causadas por cepas no resistentes. Esta resistencia ha contribuido en gran medida al aumento de la mortalidad, a la prolongación de las estancias en hospitales y clínicas y al incremento de los costes médicos, amenazando de forma significativa la calidad y la longevidad de la vida humana y animal.

Cada año, las afecciones médicas causadas por esta resistencia provocan un gran número de muertes. La resistencia a los antibióticos ha hecho más difícil y costoso el tratamiento de las infecciones. Por ello, ha surgido la idea de los antibióticos sinérgicos.

El interés médico por los antibióticos sinérgicos se remonta a principios de la década de 1950. Los médicos observaron una elevada tasa de recaídas en pacientes con endocarditis enterocócica tratados únicamente con penicilina G. Sin embargo, la tasa de recaídas era notablemente baja cuando la penicilina G se combinaba con estreptomicina para tratar la infección. Desde ese descubrimiento, la comunidad de investigadores médicos ha estado cuestionando y contemplando las posibilidades y los efectos de las combinaciones de antibióticos.

Actualmente se reconoce que la terapia combinada proporciona un amplio espectro de protección antibiótica, combate de forma óptima las infecciones polimicrobianas, reduce la toxicidad de las dosis cuando es necesario, limita la selección de cepas resistentes a los antibióticos y, en algunos casos, presenta una actividad sinérgica.

Las combinaciones de antibióticos se han utilizado ampliamente en respuesta al aumento del número de casos notificados de cepas resistentes de infecciones bacterianas. Esta rápida propagación de enfermedades resistentes a los antibióticos ha impulsado el uso de combinaciones de antibióticos para combatir la resistencia y la evolución bacteriana, manteniendo al mismo tiempo la eficacia médica.

Los antibióticos actúan conjuntamente para producir efectos inhibidores más fuertes que las potencias individuales de cada fármaco. Existe el argumento de que los antibióticos sinérgicos causan efectos secundarios.

Sin embargo, pueden mantenerse en niveles médicamente satisfactorios si se administran clínicamente.

Los antibióticos sinérgicos combaten y derrotan la infección rápidamente, reduciendo el tiempo que tardan en aparecer las cepas resistentes. Sin embargo, aumenta la ventaja de las cepas mutantes sobre las de tipo salvaje. Si la combinación se utiliza correctamente, crea más sinergia, lo que disminuye el riesgo de que las bacterias sean resistentes a más de un fármaco.

Otras razones apoyan el uso de antibióticos sinérgicos en el tratamiento de las infecciones bacterianas. Algunas de estas razones se exponen a continuación.

- Cobertura terapéutica de amplio espectro para los pacientes adversos
- Prevención de infecciones polimicrobianas
- Prevención de la posible selección de bacterias resistentes a los antibióticos cuando el microbio cambia rápidamente en respuesta al fármaco.
- Disminución de la toxicidad relacionada con la dosis, algo sin precedentes e históricamente significativo.

Cuando los antibióticos sinérgicos se utilizan conjuntamente, tratan infecciones bacterianas específicas. La actividad sinérgica de los antibióticos combate las infecciones causadas por cepas bacterianas resistentes o que requieren la erradicación de las bacterias. La mayor potencia de los antibióticos combinados trata estas infecciones.

Uso Común de Antibióticos Sinérgicos

Aunque la resistencia bacteriana a los medicamentos es una gran amenaza para la salud humana, algunas infecciones pueden seguir tratándose con un solo medicamento. Los antibióticos sinérgicos suelen recetarse para las cepas bacterianas que han desarrollado resistencia a un fármaco específico, haciéndolo ineficaz. También se administran a personas con un sistema inmunitario bajo y cuyo organismo no puede producir anticuerpos que cooperen con los antibióticos o sean estimulados por éstos para combatir la infección.

Los antibióticos sinérgicos son deseables por varias razones adicionales. Los antibióticos sinérgicos producen una mayor potencia antibacteriana a nivel del paciente, lo que permite al cuerpo deshacerse rápidamente de las infecciones y da lugar a un menor tiempo de terapia antibiótica.

El objetivo principal del uso de antibióticos sinergistas es combatir la infección por cepas resistentes a los antibióticos y evitar la propagación de la resistencia bacteriana mediante la erradicación de la infección. Antes de que puedan utilizarse terapéuticamente, estos antibióticos se prueban in vitro y en animales para comprobar su importancia clínica.

La disponibilidad y el uso de antibióticos eficaces son cruciales en algunos campos de la medicina moderna. Sin antibióticos eficaces, no sería posible realizar trasplantes de órganos, quimioterapia para tratar el cáncer, cuidados intensivos para bebés prematuros, operaciones de prótesis de cadera y otros procedimientos.

Estos antibióticos pueden tratar enfermedades humanas y animales. Combaten las cepas resistentes a los antibióticos en humanos y animales. Estas cepas resistentes amenazan considerablemente la salud mundial, la seguridad alimentaria y la inocuidad de los alimentos. Han desarrollado resistencia a los medicamentos comunes para tratarlas. Por ello, los antibióticos sinérgicos han proporcionado una forma de evitar esta crisis tras una amplia investigación por parte de las comunidades farmacológica y médica.

Muchas cepas de bacterias han desarrollado resistencia a varios antibióticos, entre ellos:

- Staphylococcus Aureus resistente a la meticilina (SARM).
- Cepa bacteriana responsable de la tuberculosis multirresistente.
- Clostridium difficile.
- Escherichia Coli
- Neisseria Gonorrhoeae.
- Enterococo resistente a la vancomicina (ERV).
- Enterobacteriaceae (bacterias intestinales)

La neumonía, las infecciones urinarias y respiratorias, las enfermedades intestinales y la tuberculosis se han vuelto más difíciles de tratar, por lo que los antibióticos individuales son menos eficaces. Otras infecciones resistentes a los antibióticos son las intoxicaciones sanguíneas, las infecciones de oído y de pecho, los dolores de garganta, las enfermedades de origen alimentario y la gonorrea. Esta creciente lista se ha convertido en una preocupación a nivel mundial, y la combinación de antibióticos para crear un enfoque más potente para combatirlas es ahora una opción popular.

El SARM, o estafilococo áureo resistente a la meticilina, es probablemente la resistencia a múltiples fármacos más común, que provoca altas tasas de mortalidad y enfermedad. Esta bacteria se ha vuelto inmune a los fármacos que normalmente la curan, lo que dificulta su tratamiento.

Otras Causas de Resistencia a los Medicamentos y Antibióticos

Estas cepas de bacterias y sus infecciones desarrollan resistencia a los fármacos por el uso extensivo de medicamentos antibacterianos. La evolución natural también les ayuda a desarrollar resistencia. Además del uso excesivo, la resistencia antibacteriana evoluciona de forma natural. Con la ayuda de los antibióticos, la selección natural ayuda a las bacterias a eliminar las cepas más débiles y a crear otras más resistentes. Esto hace que los antibióticos sean menos eficaces.

La resistencia a los antibióticos también puede ser causada por la automedicación. Las prescripciones de medicamentos basadas en el consejo de otra persona o en la iniciativa de una persona han aumentado el riesgo de resistencia a los antibióticos. Esta resistencia es más frecuente en zonas con una respuesta médica inadecuada y un historial de automedicación.

La falta de conocimiento de la población sobre la combinación, administración y supuestos de la resistencia a los antibióticos contribuye al rápido aumento de las bacterias resistentes a los antibióticos. Además, factores como el aumento del uso de antibióticos durante la pandemia mundial, los residuos no tratados de la industria farmacéutica, la eliminación inadecuada de medicamentos caducados y no utilizados, y la administración de antibióticos al ganado como suplementos de crecimiento y medidas preventivas han contribuido al aumento de las bacterias resistentes a los antibióticos y a su propagación entre humanos y animales.

Antibióticos Naturales

La preocupación por la potencia y eficacia de los fármacos antibacterianos ha surgido a medida que ha aumentado el número de especies de bacterias resistentes. Se han recetado antibióticos sinérgicos, pero sigue preocupando su uso. La selección natural hace que los multirresistentes evolucionen y eliminen las cepas más débiles.

Los antibióticos naturales son un tratamiento que existe desde hace tiempo, pero que ha resurgido recientemente como foco de investigación, ya que los científicos buscan nuevas formas de frenar la propagación de las bacterias resistentes a los antibióticos y mejorar su eficacia.

Los antibióticos habituales tratan las infecciones bacterianas, pero los antibióticos naturales son alternativas más seguras. Los antibióticos naturales son sustancias químicas que se encuentran en las plantas o en productos naturales y que tienen la capacidad de matar bacterias.

Los antibióticos naturales son hierbas, plantas, suplementos y otras sustancias de origen natural con fuertes propiedades antibacterianas y pueden tratar las infecciones bacterianas. Se recomiendan en lugar de los antibióticos habituales debido a que tienen menos efectos secundarios y propiedades antibacterianas. A diferencia de los antibióticos habituales, no se sintetizan en laboratorios médicos.

Con la llegada de los antibióticos sintéticos, ¿realmente necesitamos los antibióticos naturales? Los antibióticos naturales cumplen una función sencilla y eficaz, lo que los ha convertido en la "solución" para las infecciones menos graves. Dado que los antibióticos producidos en laboratorio son también una de las causas del aumento de las infecciones resistentes a los antibióticos, encontrar una solución que anule esta ventaja nos ha llevado de nuevo al uso de antibióticos naturales. Los antibióticos naturales son soluciones más fáciles y menos costosas para muchas infecciones de salud. Además, no son sintéticos, lo que reduce el riesgo de que se desarrollen cepas de bacterias resistentes durante o después del tratamiento. También se utilizan con otros antibióticos para el tratamiento y tienen menos efectos secundarios que los antibióticos sintéticos.

Los antibióticos no fueron el tratamiento de primera línea para las infecciones bacterianas hasta principios de 1940, cuando se desarrolló el primer antibiótico. Desde que la industria farmacéutica se dio cuenta del poder de las hierbas e ingredientes, se han combinado con antibióticos no naturales para hacer fitofármacos que son más fuertes que los antibióticos no naturales.

A pesar de los resultados prometedores, la combinación de antibióticos naturales y sintéticos no debe utilizarse sin la prescripción de un médico. Hoy en día, muchos médicos recomiendan los antibióticos naturales en lugar de los sintéticos porque proporcionan un enfoque más holístico para tratar las infecciones bacterianas. El uso de antibióticos naturales disminuye los riesgos de inflamación y fomenta el crecimiento de bacterias sanas frente a las cepas resistentes. Los antibióticos naturales refuerzan el sistema inmunitario mientras combaten las infecciones microbianas y parasitarias.

En lugar de tratarse a sí mismo, es mejor hablar con un médico porque algunos antibióticos y suplementos reaccionan mal con otros.

La resistencia a los antibióticos va en aumento, y se necesitan nuevas medidas para mejorar la salud humana y combatir la creciente resistencia de las bacterias. Las combinaciones de antibióticos se han convertido en una opción viable tras una amplia investigación de las comunidades médica y farmacológica. Lo que se busca en estas combinaciones es la sinergia. La sinergia de los antibióticos se produce cuando se combinan dos o más medicamentos antibacterianos para tratar una enfermedad.

Esta sinergia aumenta su potencia respecto a la aplicación de los antibióticos por separado. Los antibióticos sinérgicos eliminan las bacterias que se han vuelto resistentes por haber estado expuestas a los antibióticos o por selección natural. Los efectos secundarios de los antibióticos son manejables con el uso adecuado de los antibióticos sinérgicos, que también ayudan a reducir la propagación de las bacterias resistentes a los antibióticos y, finalmente, a eliminar las enfermedades infecciosas.

Los antibióticos naturales son más convenientes para tratar las infecciones bacterianas. Estos antibióticos, presentes en los alimentos, las plantas o los suplementos, son sustancias químicas antibacterianas de origen natural que ayudan a combatir las infecciones bacterianas. Tienen menos efectos secundarios, están más disponibles y son menos costosos. Combaten la inflamación relacionada con las infecciones bacterianas y evitan la propagación de bacterias resistentes.

Principalmente, aumentamos las infecciones resistentes a los antibióticos y disminuimos la eficacia de los antibióticos sinérgicos a través de la automedicación y la desinformación. No tome antibióticos, ya sean naturales o fabricados en un laboratorio, a menos que se los prescriba un médico; esto le ayudará a evitar interacciones peligrosas o efectos secundarios.

Los individuos y los profesionales de la salud deben lavarse las manos con frecuencia para reducir el riesgo de infección y eliminar adecuadamente los antibióticos después de su uso o caducidad. Los individuos deben practicar una buena higiene e incorporarla a la preparación de sus alimentos, evitando los alimentos cultivados con antibióticos para la prevención de enfermedades o la mejora del crecimiento. Los pacientes deben utilizar únicamente los antibióticos prescritos por un profesional sanitario acreditado, no exigir ni utilizar nunca un antibiótico considerado innecesario por el personal sanitario, y no compartir ni reutilizar nunca los antibióticos sobrantes.

A su vez, el personal sanitario sólo debe dispensar y prescribir antibióticos cuando sea necesario y entablar conversaciones con los pacientes sobre el uso de antibióticos, la resistencia, la eliminación y la prevención de infecciones bacterianas. Deben ir un paso más allá e informar de los casos de infecciones resistentes a los antibióticos a los responsables políticos y a los equipos de vigilancia del sector sanitario. Se aconseja realizar estos esfuerzos para aumentar la potencia y lograr el objetivo de los antibióticos sinérgicos.

Capítulo 6

Fortalecimiento del Sistema Inmunitario

El sistema inmunitario es una compleja red de células, tejidos, órganos y las sustancias que producen que combaten las infecciones y las sustancias extrañas en el cuerpo. Los glóbulos blancos, los ganglios linfáticos, las venas linfáticas y la médula ósea conforman este sistema, y deben ser lo suficientemente potentes y eficaces para combatir las infecciones mayores y menores.

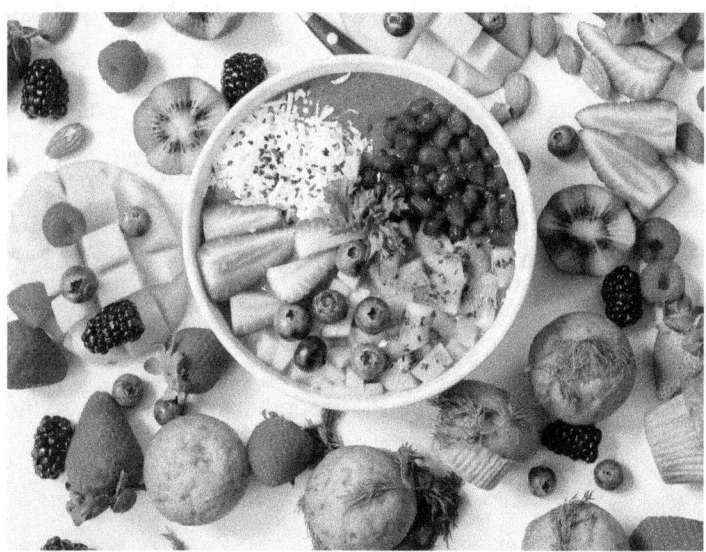

Fortalecer el sistema inmunitario implica tomar todas las precauciones necesarias para garantizar que las defensas del organismo sean fuertes y no sufran daños para combatir las infecciones. Aunque existen en el mercado varias píldoras y productos que afirman reforzar la inmunidad, mantener un sistema inmunitario fuerte implica algo más que ingerir una combinación de hierbas, vitaminas y minerales.

Las células inmunitarias son células distintas que reaccionan a los patógenos de forma diferente. Por ello, es especialmente difícil reforzar las células del sistema inmunitario. Se trata de un sistema complejo con el potencial de desarrollar un trastorno autoinmune, que se produce cuando el sistema inmunitario es incapaz de reconocer las sustancias extrañas y lucha contra las células del cuerpo, lo que provoca mucho dolor y malestar.

Seguir las recomendaciones sanitarias básicas es la mejor medida que puede tomar para mantener de forma natural una función inmunitaria saludable. La primera línea de defensa contra cualquier ataque de microorganismos es la buena salud. Todos los sistemas del cuerpo funcionan mejor cuando están protegidos de los irritantes externos y se refuerzan con prácticas de estilo de vida saludables, como el ejercicio regular, una dieta equilibrada, evitar el alcohol y el tabaco, lavarse las manos, reducir el estrés, descansar adecuadamente y vacunarse. Las vacunas son importantes porque refuerzan el sistema inmunitario para combatir las enfermedades antes de que se agraven.

La Importancia de Fortalecer el Sistema Inmunológico Después de Usar Antibióticos

Los antibióticos interfieren en las células de los microorganismos de varias maneras, como impidiendo que la bacteria construya una pared celular, se reproduzca o almacene y utilice energía. Eliminan las bacterias sanas que ayudan a mantener el equilibrio en el organismo, especialmente en el tracto digestivo, al realizar estas actividades. Esto puede tener un impacto negativo en el cuerpo, causando indigestión, vómitos, malestar estomacal, náuseas, diarrea y otros síntomas. Por ello, después de tomar antibióticos, debes reforzar tu sistema inmunitario para mantener sano tu sistema digestivo y el funcionamiento general del organismo.

Beneficios de un Sistema Inmune Fuerte

- Tomar medidas para fortalecer su sistema inmunitario le mantiene sano. Ayuda a formar una barrera que impide que las sustancias infecciosas o los antígenos entren en tu cuerpo y te infecten.

- Un sistema inmunitario fuerte garantiza una rápida recuperación de enfermedades y lesiones. Las personas con un sistema inmunitario más alto se recuperan más rápidamente de las lesiones porque su inmunidad favorece la curación, mientras que las que tienen una inmunidad más baja necesitan más tiempo.

- Es menos probable que te canses fácilmente cuando tu sistema inmunitario es fuerte. El ejercicio es una forma de reforzar el sistema inmunitario y mantenerse activo. Cuando hace ejercicio, su cuerpo se mueve con frecuencia, lo que le permite mantener un peso saludable, mantenerse activo y sentirse más fuerte.

- Contraer una enfermedad o dolencia grave es poco frecuente porque un sistema inmunitario fuerte ayuda a tu cuerpo a combatir las infecciones. El sistema de defensa produce proteínas, glóbulos blancos y otras moléculas para atacar y eliminar los agentes patógenos, lo que ocurre sobre todo antes de que la infección se extienda a todas las partes del cuerpo.

Hierbas e Ingredientes Que se Pueden Utilizar Para Fortalecer El Sistema Inmunológico

Muchas hierbas e ingredientes son resistentes a los patógenos, lo que significa que combaten eficazmente gérmenes como bacterias, virus y gusanos. Su inclusión frecuente en una dieta saludable conlleva un bajo riesgo de efectos secundarios, al tiempo que aumenta la resistencia del sistema inmunitario a las enfermedades.

A continuación, se presentan algunos ejemplos de estas hierbas y de cómo ayudan a fortalecer el sistema inmunitario:

Equinácea

La planta Equinácea, conocida como coneflower, pertenece a la familia de las margaritas. Los pétalos son de color púrpura o rosa, según la variedad. La equinácea se presenta en nueve variedades ampliamente reconocidas, pero sólo tres tienen propiedades medicinales, que son E. angustifolia, E. pallida y E. purpurea. Es común en Norteamérica y crece en zonas boscosas húmedas o secas.

Esta hierba tiene una amplia gama de aplicaciones. Tiene propiedades antivirales y antioxidantes y propiedades que ayudan a reducir la inflamación y el dolor.

Por ello, la equinácea es una hierba excelente para reforzar y apoyar el sistema inmunitario. Lo consigue activando y liberando citoquinas a través de los macrófagos y otras células intrínsecas del sistema inmunitario. Tras el tratamiento con equinácea, las células inmunitarias muestran una mayor actividad fagocítica y captación de partículas extrañas.

Baya de Saúco

La baya del saúco de color púrpura oscuro, conocida botánicamente como Sambucus nigra, es un fruto que crece en los saúcos europeos. Se ha utilizado durante mucho tiempo para tratar los resfriados y la gripe. Debido a sus propiedades antifúngicas, antimicrobianas y antibacterianas, la baya de saúco se utiliza habitualmente para elaborar muchos suplementos. Ayuda a reforzar el sistema de defensa del organismo y contiene varios antioxidantes que refuerzan el sistema inmunitario, como las vitaminas A, B y C. Estas vitaminas y antioxidantes ayudan a mantener un sistema inmunitario sano y a combatir enfermedades como la gripe y el resfriado común.

El saúco también contiene antocianinas, un compuesto químico con propiedades antioxidantes que da a las bayas su coloración negra, roja, púrpura o azul. Se cree que impiden que los virus de la gripe se multipliquen dentro de nuestro organismo, lo que retrasa o acorta los síntomas de la gripe.

Ajo

El ajo, también conocido como Allium sativum, es una planta perenne emparentada con la cebolla y pertenece al género Allium. El ajo mejora la eficacia de los glóbulos blancos y refuerza la función inmunitaria, además de mejorar el sabor de los alimentos. Tiene propiedades antibacterianas, antiprotozoarias y antivirales, lo que le permite ayudar a prevenir las infecciones respiratorias y torácicas y a tratar el resfriado común.

La alicina es un compuesto del ajo que puede matar las bacterias que causan las intoxicaciones alimentarias, como la salmonela y la E. coli. Como también favorece la digestión, se utiliza para tratar las lombrices intestinales y los parásitos.

Reishi

El nombre botánico del Reishi es Ganoderma lucidum, conocido como lingzhi u hongo espiritual en China. Crece de forma natural cerca de las bases y los troncos de los árboles de hoja caduca, especialmente de los arces. Aunque también se pueden utilizar virutas de madera, troncos de madera dura y serrín para cultivarlo. El reishi está clasificado como un adaptógeno porque promueve una respuesta saludable al estrés y ayuda a equilibrar numerosos sistemas y órganos del cuerpo.

Estos hongos contienen beta-glucanos, que activan las células del sistema inmunitario, como los monocitos, los linfocitos y las dendritas. Cuando estas células son estimuladas, mejoran su capacidad para reconocer y atacar las infecciones. El Reishi está disponible en forma de píldoras y de polvo.

Sidra de Fuego

Debido a sus propiedades medicinales, la sidra de fuego es una potente bebida conocida como tónico maestro. Algunos de los ingredientes que se utilizan para elaborar la sidra de fuego son el vinagre de sidra de manzana, la miel, el ajo marinado en vinagre, el jengibre, la cebolla, el rábano picante, los pimientos picantes y otros ingredientes que potencian el sistema inmunitario y el sabor, como la cúrcuma. La sidra de fuego es eficaz porque contiene varias hierbas que actúan conjuntamente para limpiar los senos paranasales y combatir las infecciones. Puedes preparar una botella y tomar un trago cada vez que sientas que se acerca un resfriado, espolvorear un poco en tu ensalada cada noche o añadir un poco a tu quinoa o arroz.

Ginseng

El ginseng se refiere a variedades de plantas pequeñas de crecimiento lento con raíces carnosas, un tallo de tamaño medio, hojas verdes de forma ovalada y una raíz bifurcada de color claro. El ginseng puede mejorar y restaurar la salud.

Dado que el estrés extremo a largo plazo puede comprometer su inmunidad innata, necesita un eje HPA saludable para manejar el impacto del estrés de manera efectiva.

Esta planta ayuda al hipotálamo, la hipófisis y el eje suprarrenal, que regulan la respuesta del sistema inmunitario al estrés. El ginseng también puede promover una respuesta inmunitaria saludable al influir en las células inmunitarias, como las células B, las células T y los macrófagos, que reconocen y neutralizan las amenazas para el organismo. Debido a su potencia, debes consultar con un especialista antes de incorporarlo a tu rutina. El ginseng puede consumirse tomando cápsulas de ginseng o preparando un té de ginseng con raíz de ginseng fresca.

Andrographis

La Andrographis paniculata, miembro de la familia de las Acanthaceae, se encuentra principalmente en el sudeste asiático, incluyendo la India y Sri Lanka. Las hojas de Andrographis paniculata se han utilizado principalmente para mantener niveles saludables de células inmunitarias en la sangre y una temperatura corporal normal. En el Ayurveda y en la cultura tradicional china, la Andrographis se conoce como el "Rey de los Amargos" y se utiliza tradicionalmente para promover un sistema gastrointestinal y una flora microbiológica saludables, necesarios para un sistema de defensa sano.

Astragalo

La raíz de astrágalo, conocida como Huang Qi en la Medicina Tradicional China, refuerza la inmunidad y la resistencia a los factores de estrés físico y emocional esporádicos. Esta planta refuerza el sistema inmunitario al tiempo que ayuda al organismo a adaptarse al estrés diario. Los polisacáridos, que son carbohidratos complejos presentes en el astrágalo, influyen en la microflora y la función inmunitaria del tracto gastrointestinal. Además, el astrágalo favorece la salud de las membranas mucosas y las células epiteliales intestinales, lo que, a su vez, favorece la actividad inmunológica del sistema respiratorio.

Jengibre

El jengibre es una hierba picante que crece en zonas tropicales y es una de las plantas aromáticas más consumidas. La raíz de jengibre, Zingiber officinale, favorece una respuesta inmunitaria saludable al facilitar la digestión y la circulación sanguínea. Los gingeroles y los shogaoles son sustancias picantes que se encuentran en la raíz de jengibre y que ayudan a la circulación sanguínea y benefician a todo el organismo. Sus propiedades antiinflamatorias y antioxidantes ayudan a mejorar la función inmunitaria. Cuando se siente frío, nada mejor que una taza caliente de té de jengibre con limón y miel.

Sello de Oro

Los eclécticos, nativos americanos, conocieron esta planta en el siglo XIX. La raíz del sello de oro es una fuente natural de la recientemente popular berberina. Esta hierba fortalece y favorece los tejidos mucosos del tracto respiratorio y gastrointestinal y el proceso digestivo. Dos de los alcaloides que se encuentran en el sello dorado son la hidrastina y la berberina, que refuerzan la función inmunitaria. Es antimicrobiano porque mata a los microorganismos e inhibe potencialmente el desarrollo del cáncer.

Grindelia

La Grindelia robusta pertenece a la familia de las asteráceas. La Grindelia es una planta nativa americana que se utiliza comúnmente para apoyar el sistema respiratorio y aliviar la inflamación en el tracto respiratorio. Esta planta favorece la salud de la capa de mucosidad del tracto respiratorio. Los especialistas en hierbas modernas utilizan la grindelia, cuyas flores emiten un jarabe pegajoso para fortalecer los pulmones y el tejido circundante. También posee propiedades antibacterianas, resultantes de la acción de los saponósidos y polifenoles que contiene. Además, posee propiedades antioxidantes y antiinflamatorias.

Maitake

El hongo Maitake, conocido como Grifola frondosa, es un hongo que crece indefinidamente en maderas duras. Es muy apreciado en la medicina japonesa y en la medicina tradicional china como apoyo al sistema inmunitario. En la medicina japonesa se le conoce como la Gallina de los Bosques, y los chefs la adoran por su sabor terroso y su delicada textura. Al igual que su primo el Reishi, los cuerpos fructíferos de los hongos maitake contienen betaglucanos y se utilizan con frecuencia para apoyar la salud general del organismo. Refuerza el sistema inmunitario proporcionando el máximo apoyo celular.

Olivo

El olivo, conocido científicamente como Olea Europea, era venerado por los antiguos egipcios y griegos como símbolo de sabiduría, paz y longevidad. Durante mucho tiempo se ha considerado una planta sagrada. Aunque el aceite de oliva y las aceitunas son populares para el cuidado de la piel y el crecimiento del cabello, las aceitunas también proporcionan apoyo antioxidante. Promueven la temperatura corporal normal y los niveles de células inmunitarias, lo que mejora la salud inmunológica y cardiovascular.

Orégano

Origanum vulgare, more commonly known as oregano, is referred to as "the joy of the mountain" in Greek. Due to its powerful volatile oils, oregano has a long history of supporting healthy immune responses and being a natural antioxidant source promoting normal respiratory function. Also, it has been utilized in the kitchens of Europe for millennia.

Albahaca

La albahaca es una hermosa hierba de la India que se ha utilizado durante cientos de años en la medicina tradicional china y en el tratamiento ayurvédico. La albahaca tiene muchos beneficios para la salud, como el fortalecimiento del sistema inmunológico, la ralentización del proceso de envejecimiento y la lucha contra las bacterias. Además, inhibe el crecimiento de las células cancerosas y combate la diabetes. Tiene un alto contenido en vitaminas y se utiliza como aderezo de ensaladas y otros alimentos.

Ciruela de Kakadu

Según los informes, la ciruela de Kakadu tiene el mayor contenido de vitamina C de todas las plantas comestibles, y la vitamina C es uno de los nutrientes beneficiosos para el sistema inmunitario. También contiene ácido elágico, minerales y polifenoles, que son ricos en antioxidantes. Según los profesionales, cuando se aplican de forma tópica, los extractos de ciruela de Kakadu mejoran significativamente la hidratación y la flexibilidad de la piel, al tiempo que reducen la pigmentación, el enrojecimiento y las manchas oscuras del cuerpo.

Es muy conocido por promover la producción natural del cuerpo de procolágeno y ácido hialurónico, que protegen la piel de los rayos UV y de los daños causados por los radicales libres. Además, tiene fuertes propiedades antiinflamatorias que promueven la síntesis de colágeno, reducen la hiperpigmentación y pueden tratar las heridas abiertas y las quemaduras solares.

Neem

El neem es una hierba natural derivada del árbol Azadirachta indica, conocido como lila india y Azadirachta indica. El extracto se obtiene de las semillas del árbol y ha tenido un uso prolongado en la historia. El neem es muy conocido por sus propiedades pesticidas e insecticidas y por su uso en tratamientos capilares y dentales.

Se utiliza en la producción de granola y otros alimentos y suplementos saludables. Puede aplicarse por vía tópica.

Según las investigaciones, el neem protege contra insectos, gérmenes, virus, malaria y microorganismos. Debido a su eficacia contra los mosquitos, tiene potentes propiedades antiinflamatorias, antibacterianas y antipalúdicas. Es un potente antioxidante que elimina los radicales libres y contribuye a la aparición de ciertas enfermedades.

Menta

La menta seca o fresca se conoce como hojas de Mentha piperita. Aunque la menta piperita es originaria de Europa, actualmente se cultiva en todo el mundo. La menta piperita es una hierba perfumada que se obtiene combinando menta verde y menta acuática. Además de su uso médico, se utiliza como aditivo aromatizante o fragancia en alimentos, pasta de dientes, enjuagues bucales y otros productos. La menta ayuda a mejorar la salud digestiva, es beneficiosa para prevenir enfermedades y refuerza el sistema inmunitario aumentando los marcadores inmunitarios humorales clave y mejorando el rendimiento del crecimiento.

Té Rooibos

El té Rooibos se conoce como té rojo y té de arbusto rojo. Para su elaboración se utilizan las hojas del arbusto Aspalathus linearis, que suele crecer en la costa occidental de Sudáfrica. Las hojas se fermentan para hacer el Rooibos tradicional, lo que les da un tono marrón rojizo. Aunque también hay Rooibos verdes, que no han sido fermentados. Suele ser más caro que el té normal, tiene un sabor más herbáceo y contiene más antioxidantes. El té Rooibos se suele consumir sin sabor o endulzado.

El hierro, el calcio, la vitamina D, el potasio, el cobre, el zinc, el manganeso, el magnesio y el ácido alfa hidroxilo son algunos de los antioxidantes y nutrientes del Rooibos. Es un tratamiento eficaz para alergias como la fiebre del heno y la bronquitis relacionada con la alergia. El extracto de Rooibos también tiene propiedades antienvejecimiento porque reduce el impacto de los subproductos oxidativos en las vías cerebrales, favoreciendo la concentración y disminuyendo el estrés. Además, en el extracto de Rooibos se han encontrado bioflavonoides, que aumentan la circulación sanguínea, reducen la presión arterial y previenen las hemorragias, por lo que es útil para reforzar el sistema cardiovascular.

Romero

Junto con el orégano, el tomillo, la lavanda y la albahaca, el romero pertenece a la familia de las lamiáceas. Esta hierba tiene un alto contenido en calcio, hierro y vitamina B6 y añade un agradable sabor a platos como el pollo y el cordero. A diferencia de los tés y los extractos líquidos, que suelen elaborarse a partir de hojas frescas o secas, suele prepararse como hierba seca entera o como extracto seco en polvo. Hay varios productos que contienen romero y que se pueden comprar por Internet.

Esta hierba ha sido venerada por sus propiedades curativas desde la antigüedad. Alivia el dolor de las articulaciones, mejora la memoria, refuerza los sistemas inmunitario y circulatorio y favorece el crecimiento del cabello. El romero tiene muchas sustancias químicas que combaten la inflamación y los radicales libres y se sabe que ayuda a fortalecer el sistema inmunitario y a mejorar la circulación sanguínea.

Salvia Ecológica

El cuerpo de la salvia es delgado y sus hojas son peludas. El tallo enjuto alcanza unos 30 cm de altura y tiene hojas oblongas emparejadas y redondeadas en los extremos. Ambas caras de la hoja tienen venas distintas y ligeramente arrugadas. Esta hierba prospera en lugares con mucha luz solar y buen drenaje. La mayoría de las especies de salvia pueden sobrevivir al invierno, pero deben ser mantenidas regularmente.

Las propiedades antibacterianas, conservantes y bactericidas naturales de la salvia orgánica son bien conocidas en la industria cárnica.

La salvia orgánica contiene los flavonoides fenólicos apigenina, diosmetina y luteolina, y aceites volátiles como el ácido rosmarínico, que son fácilmente absorbidos por el organismo. Con su larga historia de uso medicinal, ha tratado numerosas dolencias, incluyendo problemas respiratorios y trastornos estomacales. Se ha demostrado que la salvia tiene propiedades antibacterianas, antioxidantes, anticancerígenas, antirradicales libres y antiinflamatorias que protegen al organismo de muchas enfermedades.

Ginko

Las hojas del Ginkgo biloba tienen forma de abanico. Las hojas se incluyen frecuentemente en suplementos y se toman por vía oral para tratar diversas dolencias. Se suele tomar por vía oral para problemas de memoria y pensamiento, problemas de visión, ansiedad y otros numerosos trastornos. Sin embargo, la mayoría de estas aplicaciones carecen de un sólido respaldo científico.

Las hojas de este conocido arbusto contienen potentes antioxidantes que ayudan a proteger el cuerpo de los daños causados por los radicales libres. Esta hierba protege la piel de diversas radiaciones nocivas. Los extractos de ginkgo, probados en ratas de laboratorio, reducen potencialmente el daño cerebral, aunque se desconoce si este efecto se extiende a los seres humanos.

Cítricos

Los cítricos tienen un alto contenido en vitamina C e incluyen las naranjas, los pomelos, los limones, las limas, las clementinas, las mandarinas, etc. Estas frutas son comunes en la mayoría de los países y benefician al sistema inmunitario. La vitamina C ayuda a la recuperación de los resfriados y otros síntomas gripales.

Los cítricos contribuyen a la producción de glóbulos blancos, que son los encargados de atacar los cuerpos extraños y los organismos infecciosos del cuerpo. Dado que el cuerpo no produce vitamina C como otras vitaminas, el ser humano debe consumir diariamente cítricos u otras hierbas naturales que produzcan vitaminas. Las mujeres adultas deben consumir 75 mg de vitamina C al día, mientras que los hombres deben consumir 90 mg.

Brócoli

El brócoli es una flor comestible que crece en grandes cantidades. Los tallos y los ramilletes de flores se comen cocidos y crudos y tienen un sabor parecido al de la col. El brócoli se conoce científicamente como Brassica oleracea italica y se encuentra habitualmente en el Mediterráneo.

Desde el Imperio Romano, ha sido un alimento muy apreciado por los italianos. Se introdujo por primera vez en Inglaterra a mediados del siglo XVIII, con el nombre de espárrago italiano. El brócoli tiene un alto contenido en minerales y vitaminas C, A y E. Es rico en fibra y antioxidantes. Estos componentes contribuyen a su capacidad para combatir los microorganismos y reforzar el sistema inmunitario.

Almendra

El Prunus dulcis, o almendra, es una semilla comestible de la familia Rosaceae. Es originaria del suroeste de Asia. Se puede consumir cruda, tostada o escaldada. Su uso está muy extendido en la industria de la repostería y del cuidado de la piel. Las almendras tienen un alto contenido en grasas, proteínas, calcio, hierro, fósforo y varias vitaminas.

Las vitaminas y minerales de las almendras son potentes antioxidantes que ayudan a reforzar el sistema inmunitario. Media taza de almendras puede proporcionar a un adulto todas las vitaminas y antioxidantes que necesita cada día.

El sistema inmunitario es un componente vital del cuerpo que no debe pasarse por alto. Es muy sencillo de mantener porque lo único que hay que hacer es llevar un estilo de vida saludable. Sin embargo, si quieres incorporar alguna de estas hierbas a tu dieta, consulta primero con tu médico para asegurarte de que no te causarán una reacción alérgica ni interferirán con tus medicamentos actuales. Debes buscar atención médica si te sientes mal.

Capítulo 7

Manual de Elaboración de Hierbas Medicinales

Los árboles, las plantas y las hierbas abundan a nuestro alrededor, lo que podría explicar por qué no los valoramos mucho. Aparte de su valor nutritivo, estas plantas tienen muchos beneficios medicinales que, si se usan correctamente, pueden mantenerte sano y fuerte todo el año, todos los años. La fitoterapia también se conoce como fitomedicina y medicina botánica. Esta medicina, que utiliza bayas, semillas de plantas, hojas, raíces, flores o cortezas, se practica desde hace siglos y se remonta a la civilización primitiva. Más concretamente, el primer registro escrito del uso de la medicina herbaria se produjo hace más de 5.000 años, durante la civilización sumeria. Sin embargo, las pruebas arqueológicas de las pinturas rupestres y los descubrimientos de fósiles indican que el uso de las hierbas como medicina se remonta a 60.000 años atrás en Irak.

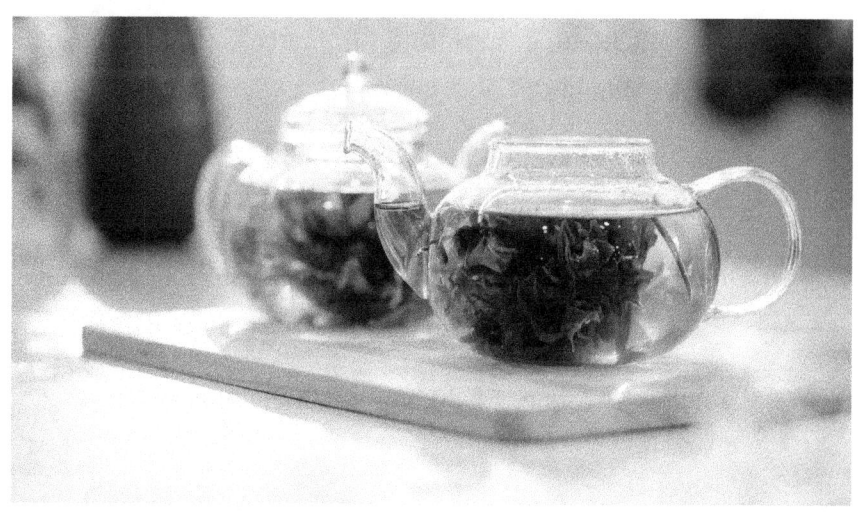

Cómo Hacer Medicamentos con Hierbas

Durante muchos años, los hombres han utilizado las hierbas para tratar sus dolencias. Este conocimiento se ha transmitido de generación en generación, desde saber qué plantas utilizar como medicina hasta cómo cultivarlas y prepararlas. De todo ello se hablará en profundidad.

La elaboración de la medicina a base de hierbas comienza con la comprensión de las hierbas que se necesitan. Para ello es necesario realizar una amplia investigación para determinar lo siguiente:

- ¿Qué enfermedades son comunes en su comunidad o en su hogar?
- ¿Qué hierbas se necesitan para tratar estas dolencias y con qué frecuencia deben utilizarse?
- ¿Cómo se cultivan estas hierbas?

- ¿En qué fase del desarrollo de la hierba la utilizamos para hacer la medicina?

- ¿Cómo se procesan estas hierbas o se convierten en medicina?

- ¿Qué formas adoptan los productos finales: sólido, gránulos, jarabe, líquido, etc.?

- ¿Qué precauciones se toman al plantarlas, cultivarlas o prepararlas?

Importancia del Uso de las Hierbas como Medicina

A lo largo del tiempo, el ser humano ha llegado a confiar en ciertas plantas del entorno con fines medicinales. Algunas personas sólo utilizan hierbas, mientras que otras combinan sus conocimientos sobre hierbas con las prescripciones de sus médicos. En definitiva, el uso de las hierbas como medicina tiene varias ventajas. Entre ellas están las siguientes:

- **Accesibilidad y Asequibilidad**

    Las hierbas están a nuestro alrededor y son fáciles de conseguir. Tienen el potencial de ahorrarnos una cantidad significativa de dinero cuando se utilizan correctamente. La mayoría de las hierbas medicinales son plantas que normalmente se pasan por alto o se dan por sentadas debido a su abundancia.

- **Normaliza el Sistema**

    A diferencia de los medicamentos recetados, las hierbas de nuestro entorno interactúan con el sistema humano como los alimentos y tratan eficazmente diversas dolencias. Incluir una cantidad suficiente de zanahorias en la comida, por ejemplo, asegura un suministro diario de nutrientes, mejorando la visión y fortaleciendo el sistema inmunológico.

- **Menos Efectos Secundarios**

    Las hierbas tienen menos efectos secundarios en el organismo que los medicamentos sintéticos porque se producen de forma natural. Además, cumplen las funciones de alimento y de fármaco en el organismo al mismo tiempo. En consecuencia, su sistema las trata como un alimento mientras que actúan como un fármaco.

Peligros del Uso de las Hierbas como Medicina

A pesar de sus ventajas y su bajo coste, el uso de las hierbas como medicina conlleva varios riesgos. Son los siguientes:

- **Falta de Dosificación Adecuada**

    La mayoría de las medicinas herbales no se miden ni se prueban en un laboratorio y no tienen dosis recomendadas. Además, siempre existe el riesgo de sobredosificación o infradosificación, ya que no hay controles ni equilibrios cuando se utilizan medicamentos herbales, sobre todo si son caseros.

- **Efectos Secundarios Drásticos**

    Debido a la forma en que interactúan con el sistema humano, puede haber algunos casos de efectos secundarios graves. Además, dado que algunas de estas hierbas no han sido probadas exhaustivamente en animales o en laboratorios, suponen un riesgo importante si los efectos secundarios resultan fatales. El Gingko Biloba, por ejemplo, provoca hemorragias, que pueden llegar a serlo si no se tratan a tiempo.

- **Interacción con Otros Medicamentos**

Los médicos suelen desaconsejar a sus pacientes el uso de hierbas mientras toman medicamentos recetados para evitar interacciones, ya que las hierbas no siempre van bien con los medicamentos recetados. El ginseng, por ejemplo, interactúa negativamente con la warfarina, y los efectos en el sistema humano pueden ser graves.

Enfermedades Comunes en Su Entorno

Cada ecosistema tiene sus condiciones atmosféricas que afectan a todo lo que hay en él, incluido el ser humano. Sin embargo, algunas enfermedades sí están causadas por factores ambientales. Puede deberse a un entorno sucio causado por un estilo de vida insalubre o a la contaminación ambiental provocada por la emisión de sustancias nocivas a la atmósfera, la radiación, la contaminación del agua, la exposición a productos químicos tóxicos, el saneamiento inadecuado y la contaminación del aire. El clima local influye en la propagación de ciertas enfermedades. Por ejemplo, cada uno de los principales climas del mundo, como el tropical, el desértico, el de la sabana, el mediterráneo, el templado y el polar, tiene enfermedades distintas. Es su responsabilidad determinar cuál es la que prevalece en su entorno o en su familia si existe una condición hereditaria. Esta información le ayudará a planificar y preparar eficazmente su fitoterapia para combatirlas.

La malaria, la tos, el catarro, el cólera, la sinusitis, la neumonía, la tuberculosis, el asma, la alergia, el azúcar alto en la sangre y el colesterol pueden tratarse con hierbas fácilmente disponibles.

Precauciones a la Hora de Elegir Hierbas Medicinales

A pesar de ser naturales, las hierbas medicinales pueden tener efectos secundarios graves si se utilizan de forma incorrecta. También pueden contrarrestar los efectos de los medicamentos convencionales, así que consulte a su médico antes de decidir cuál tomar.

A continuación, se exponen algunas precauciones que hay que tomar al utilizar medicamentos herbales:

- **Autoeducación**

  Debes investigar las hierbas que pretendes cultivar o utilizar como medicina. Esta investigación debe incluir la lectura exhaustiva sobre ellas, la consulta a su médico o a un especialista en suplementos de hierbas para que le aconseje, y la prueba de las hierbas en pequeñas cantidades para determinar lo bien que funcionan en su sistema.

- **Observación Adecuada**

  Cuando tome por primera vez medicamentos herbales, preste mucha atención a los cambios que se produzcan en su organismo, ya sean positivos o negativos; esto le ayudará a decidir si debe seguir utilizándolos o no. Algunas reacciones son leves, mientras que otras son graves. Si experimenta efectos secundarios o reacciones alérgicas, interrumpa su uso y consulte a un médico.

- **Siga las Instrucciones**

Es fundamental seguir las instrucciones o recomendaciones proporcionadas por el fabricante cuando se utilizan suplementos de hierbas. Lea la etiqueta del producto y siga las especificaciones de dosificación para determinar si contiene ingredientes activos a los que pueda ser alérgico.

- **Evitar la Sustitución**

Tendrá la tentación de utilizar hierbas medicinales en lugar de medicamentos recetados. No ceda sin antes pedir consejo al médico. Las hierbas medicinales se utilizan con frecuencia como suplementos, ayudando al sistema de tu cuerpo a realizar sus funciones normales. Sin embargo, cuando tu cuerpo requiere medicamentos recetados para tratar ciertas dolencias, debes obtenerlos. Por tanto, no te automediques porque podrías empeorar tu salud.

- **Consideraciones Medioambientales**

El control de calidad varía según el país, por lo que lo que está aprobado en un país posiblemente no lo esté en otro. Las hierbas utilizadas en un país pueden no ser tan eficaces o seguras en otro. Por lo tanto, hay que averiguar qué es lo que mejor funciona para uno. Los suplementos de hierbas se clasifican generalmente como alimentos, por lo que no están tan estrictamente regulados como los medicamentos con receta. Por lo tanto, te debes a ti mismo considerar dónde se fabrican estos productos herbales y cuán efectivos podrían ser.

Hierbas para Combatir Enfermedades

Las hierbas se presentan en diferentes formas, que deben tenerse en cuenta a la hora de plantarlas, cuidarlas, prepararlas, almacenarlas, utilizarlas y dosificarlas. Estas hierbas se clasifican en Raíces, Arbustos, Hojas y Savia para facilitar su identificación.

- **Raíces**

El otoño, que dura de septiembre a octubre, es el momento en que las raíces de varias hierbas son más potentes. Durante este periodo, la energía se concentra en las raíces y los nutrientes se canalizan hacia ellas, por lo que es un buen momento para cosechar raíces. Algunas raíces de hierbas utilizadas medicinalmente son las siguientes:

- Las zanahorias (Daucus carota) tienen un alto contenido en vitamina A. Contienen otros nutrientes que, combinados, constituyen una potente medicina herbal.

- El jengibre puede ayudar a combatir las náuseas, el mareo, los vómitos y otros síntomas.

- El ajo reduce el riesgo de enfermedades cardíacas al disminuir los niveles de colesterol en sangre.

- El diente de león (Taraxacum officinale) y la bardana (Arctium lappa) ayudan a eliminar los gérmenes, normalizar el flujo de orina, reducir la fiebre y limpiar los vasos sanguíneos.

- La equinácea (Echinacea purpurea) es un remedio a base de hierbas que puede tratar los forúnculos, el herpes y la fiebre. Fortalece las células sanguíneas y ayuda al sistema inmunitario a combatir las enfermedades.

- Elecampane (Inula helenium) es útil para la bronquitis, el asma, las lombrices intestinales y otras dolencias.

- El ginseng es un afrodisíaco y un tónico. También ayuda a reforzar el sistema inmunitario.

- La valeriana se utiliza para tratar las migrañas, la fatiga, el insomnio y los calambres de estómago.

- La cúrcuma mejora la memoria, combate la inflamación, previene las enfermedades del corazón e inhibe el crecimiento de las células cancerosas.

- El sello de oro trata los problemas oculares, la diarrea y las irritaciones de la piel.

- **Arbustos**

Los arbustos tienen fines medicinales y estéticos, por lo que puedes plantarlos alrededor de tu casa y utilizarlos para elaborar hierbas medicinales según sea necesario. He aquí algunos ejemplos de arbustos medicinales:

- La baya del saúco (Sambucus nigra o Canadensis) se utiliza como complemento alimenticio porque ayuda a reforzar el sistema inmunitario y combate los resfriados y la gripe.

- La Rosa de Sarón (Hibiscus syriacus) reduce la presión arterial y contiene vitamina C y otros antioxidantes.
- La Uva de Oregón (Mahonia aquifolium) trata problemas de la piel como escamas, picores, eczemas, malestar estomacal, etc.
- El Árbol Casto (Vitex agnus-castus) trata las afecciones del ciclo menstrual, los dolores y cólicos menstruales y los síntomas relacionados con la menopausia.
- El hamamelis (Hamamelis spp.) trata las hemorroides, las enfermedades de la piel, los dolores de garganta y las inflamaciones.
- El sauce (Salix spp.) ayuda a tratar el dolor lumbar, la artrosis, los dolores de cabeza y otras afecciones.
- El espino (Crataegus spp.) reduce el colesterol, la presión arterial y las enfermedades cardíacas.
- La rosa (Rosa spp.) estimula la producción natural de colágeno del organismo, lo que ayuda a mantener la salud de la piel, el cabello y las uñas.
- La frambuesa (Rubus idaeus) reduce la presión arterial y mejora la función del corazón al aportar potasio al organismo.
- El abeto de Douglas (Pseudotsuga menziesii) tiene propiedades antisépticas y trata las heridas y otros problemas de la piel como quemaduras, cortes y rasguños.
- El lúpulo (Humulus lupulus) es un relajante para tratar la ansiedad, el insomnio, la tensión y el déficit de atención.

- La lavanda (Lavandula angustifolia) mejora el sueño, es beneficiosa para los trastornos de la piel, favorece el crecimiento del cabello y es un analgésico natural.

- El malvavisco (Althaea Officinalis) se utiliza para tratar la tos y las infecciones.

- El bálsamo de limón puede ayudar a relajarse reduciendo el estrés, aliviando la ansiedad, mejorando el sueño y aumentando el apetito.

- La menta regula la digestión y mejora la concentración.

- La milenrama común (Achillea millefolium) trata los síntomas del síndrome del intestino irritable (SII), como la diarrea, el estreñimiento y la hinchazón.

- **Hojas**

Las hojas de algunos árboles tienen propiedades medicinales. Una vez maduras, estas hojas pueden utilizarse de diversas maneras. Pueden masajearse en la zona afectada o convertirse en sustancias ingeribles. Algunas hojas medicinales son las siguientes:

- El tomillo tiene propiedades antioxidantes que ayudan a combatir los hongos y las infecciones bacterianas.

- La hierba de San Juan ayuda a cicatrizar las heridas y alivia los síntomas de la menopausia.

- La salvia es buena para controlar el azúcar en sangre y el colesterol, mantener la salud bucal, favorecer la memoria y la función cerebral y ayudar al organismo a luchar contra el crecimiento de células cancerosas.

- La melisa mejora el estado de ánimo, protege contra la depresión y trata las enfermedades de la piel y los síntomas del Alzheimer.

- La manzanilla es beneficiosa para la osteoporosis, el tratamiento y la prevención del cáncer y el tratamiento de ciertas afecciones de la piel.

- La caléndula relaja los músculos, combate el cáncer y previene las enfermedades del corazón.

- El árnica puede tratar los hematomas y las hinchazones causadas por procedimientos quirúrgicos u otros cortes.

- **Savia**

Es el fluido derivado del tallo o de las hojas de una hierba. Estos fluidos se aplican directamente sobre las heridas o se mezclan con otras sustancias y se administran por vía oral o por otros medios. La savia es un derivado vital del árbol. Los minerales, antioxidantes, enzimas y otros nutrientes son abundantes en las savias de arce, nogal y abedul. La savia del pino es ideal para los remedios homeopáticos. A continuación, se enumeran algunas savias de árboles con utilidad medicinal:

- La savia de arce facilita la digestión, aliviando el sistema digestivo del trabajo excesivo. También contiene oligosacáridos que ayudan a mejorar la salud intestinal.

- La savia de pino, cuando se mastica, alivia los dolores de garganta y los resfriados y ayuda a curar las heridas.

- La savia de abedul contiene una alta concentración de minerales, aminoácidos, proteínas, enzimas, vitaminas y antioxidantes.

- La savia de nogal tiene un alto contenido en enzimas, minerales y nutrientes, que nutren la piel y refuerzan el sistema inmunitario.

Herramientas Necesarias para Manejar su Jardín de Hierbas

Encontrar las herramientas adecuadas para tu jardín de hierbas te ahorrará tiempo, energía y otros recursos valiosos. Seleccione herramientas sencillas para facilitar su uso. Elija herramientas afiladas, duraderas y de alta calidad. Además, límpielas y manténgalas con regularidad para asegurarte de que duren.

Estas son algunas herramientas esenciales para el mantenimiento y la gestión de un jardín de hierbas:

Pala de Mano

Esta herramienta tiene un borde puntiagudo y una superficie casi plana para raspar el suelo o cavar agujeros poco profundos. Puedes utilizarla para recoger la tierra antes de plantar la semilla o el arbusto, y luego cubrir la semilla o el arbusto con el suelo que has recogido.

Pala

Las palas de mano tienen un tamaño similar al de las palas. Sin embargo, las palas tienen una mayor superficie y un mango más largo para recoger mayores cantidades de suelo. Las palas están disponibles en varios tamaños y formas y son útiles para cavar agujeros más profundos. Se utilizan para plantar o cosechar tubérculos y excavar grandes extensiones de tierra con fines agrícolas y de construcción.

Tijeras de Podar

Se trata de una práctica herramienta que se asemeja a un par de tijeras. Se utiliza para cortar y recortar plantas, podar árboles para eliminar las hojas y tallos sobrantes y cosechar arbustos. Las tijeras de podar deben tener los bordes muy afilados para evitar desgarros innecesarios en las plantas al utilizar la herramienta, lo que permite una curación más rápida de las plantas tras la poda o el corte.

Lata de Riego

Una regadera ideal tiene una boquilla con perforaciones que permite rociar el agua sobre las plantas y los cultivos. Esta herramienta facilita el riego de superficies pequeñas.

Carretilla

Es la principal herramienta para transportar objetos por el jardín. Se utiliza para transportar las herramientas de jardinería, el agua, la tierra, etc. Como se acciona manualmente, evita dañar las hierbas al empujarlas por el jardín.

Cuchillo de Jardinería

Este cuchillo tiene una hoja y un mango más duraderos que los de cocina. Está diseñado para soportar la presión ejercida sobre los arbustos al ser cortados. El cuchillo de jardinería se utiliza para cosechar verduras y otros arbustos con tallos finos. Algunos cuchillos de jardinería tienen bordes dentados para ayudar a cortar, mientras que otros están calibrados para ayudar a medir la profundidad del suelo.

Guantes de Jardinería

Los guantes son esenciales porque protegen las manos de cortes y lesiones, manteniéndolas seguras. El uso de guantes de jardinería le ayudará a mantener las manos limpias y libres de gérmenes mientras trabaja en su jardín.

Rastrillo

Se trata de una herramienta de dientes múltiples y mango largo que se utiliza para limpiar las hojas del jardín, tanto si se han caído por accidente como si se han cortado intencionadamente. El diseño del rastrillo elimina las hojas muertas y la hierba sin alterar el suelo.

Azada de Jardín

La azada de jardín tiene una superficie grande como la de una pala y una curva en la cabeza donde se fija el mango de madera o hierro. Se utiliza para diversas tareas, como desenterrar el suelo para plantar raíces, hacer caballones, cosechar raíces y desbrozar hierbas.

Depósito de Agua y Manguera

Son necesarios para el suministro de agua a largo plazo de su jardín. Tener suficiente agua para su jardín le permite estar tranquilo sin importar el estado del tiempo. La manguera está unida a un pulverizador y conectada al depósito. Al abrir la boquilla se puede dirigir el agua alrededor del jardín. El pulverizador ayuda a soltar el agua en pequeñas o grandes cantidades sobre las hierbas, dependiendo de su configuración y calibración.

Por Qué Deberías Tener un Jardín de Hierbas

Cultivar tu jardín, por muy estresante que sea, tiene numerosas ventajas. La más popular es que tus hierbas y frutas vienen frescas de tu granja. Es tu responsabilidad utilizar fertilizantes naturales en lugar de productos químicos que podrían ser perjudiciales para tu sistema. Cultivar tu jardín te proporciona el tiempo y la oportunidad de estudiar las plantas, lo que te permite ampliar tus conocimientos. Estas ventajas se analizan en detalle a continuación:

Variedades en Cada Comida

Cultivar tu jardín te asegura tener una variedad de hierbas para elegir a la hora de cocinar. Cada vez que cocinas te permite experimentar con diversas comidas e ingredientes naturales. Al mismo tiempo, la elección de hierbas y especias para tu comida puede estar determinada por las necesidades de salud actuales de tu familia, y siempre tendrás lo que necesitas.

Para Mejorar el Aprendizaje

Tu jardín de hierbas sirve de laboratorio de investigación donde puedes probar nuevas ideas con las hierbas. Puedes probar nuevas recetas y técnicas de jardinería con tu jardín o enseñar a tus hijos a conocer hierbas específicas.

Ayuda a la Relajación

Un jardín tiene efectos relajantes en el cuerpo, afectando al funcionamiento de la mente. Un jardín de hierbas sirve como relajante para la mente, además de sus fines medicinales. Siempre puedes pasar un rato de ocio en tu jardín, ya sea trabajando o simplemente admirando el esplendor de la naturaleza.

Con Fines Comerciales

Cuando se planta un jardín de hierbas, se cultivan plantas que podrían venderse comercialmente. Es muy probable que cultive más hierbas de las que utiliza. Es usted quien decide si quiere vender las que le sobren o regalarlas a familiares, amigos y vecinos.

Cuándo Evitar las Hierbas Medicinales

Hay ocasiones en las que es mejor evitar el uso de hierbas medicinales. A continuación, se exponen algunas razones:

Cuando se Toman Otros Medicamentos

Como ya se ha dicho, es mejor no combinar las hierbas medicinales con medicamentos recetados u otros fármacos. Algunos de los ingredientes activos de los medicamentos recetados podrían interactuar negativamente con los de la medicina herbaria, y estas interacciones podrían ser perjudiciales para su sistema o causar reacciones alérgicas.

Si Tiene Problemas de Salud Graves

Se aconseja a las personas que padecen enfermedades hepáticas o renales, o afecciones similares, que eviten el uso de la fitoterapia a menos que se lo prescriba su médico. Incluso en este caso, debe seguir estrictamente las instrucciones y recomendaciones proporcionadas. Estas enfermedades graves pueden agravarse por el uso regular de hierbas medicinales, y el daño podría no ser evidente hasta que sea demasiado tarde.

Cuando se Espera una Intervención Quirúrgica

Se recomienda encarecidamente abstenerse de utilizar medicamentos herbales si tiene prevista una intervención quirúrgica. Antes de la operación se le pedirá su historial médico y de salud, incluyendo información sobre los medicamentos que haya tomado recientemente. Será difícil analizar a fondo los medicamentos herbales en su historial médico porque la mayoría de los medicamentos herbales no enumeran los ingredientes **activos.**

Durante el Embarazo o la Lactancia

Todo lo que tomes durante el embarazo o la lactancia se lo llevas a tu bebé. Evite el uso de hierbas medicinales si se encuentra en estas categorías para el bienestar de su hijo.

Ancianos y Niños

Las personas mayores tienen órganos débiles que no pueden procesar los ingredientes activos de las hierbas medicinales debido a su edad. Lo mismo ocurre con los niños, cuyos órganos no están plenamente desarrollados para ayudar a la digestión y el metabolismo de estas sustancias vegetales. Por lo tanto, es mejor evitar dar medicamentos a base de hierbas a cualquier persona de estas categorías y buscar consejo médico si es necesario.

La elaboración de medicamentos a base de hierbas puede ser agradable y educativa. También incluye algunos retos emocionantes, más parecidos a una aventura en el mundo de las hierbas y las infinitas posibilidades de las plantas. Aunque estas hierbas tienen numerosas aplicaciones, no han sido probadas en un laboratorio oficial para confirmar sus ingredientes activos, usos, eficacia, efectos secundarios y otra información vital. Por lo tanto, no son ampliamente recomendadas por los profesionales de la salud, y siempre se debe buscar el consejo de su médico antes de usarlas. Dado que algunas de estas hierbas pueden interactuar negativamente con los medicamentos que le han sido recetados, consulte siempre a su médico antes de tomarlas o de añadir otras nuevas a su lista de complementos alimenticios. Por ejemplo, las raíces de valeriana pueden influir significativamente en el funcionamiento de los sedantes en nuestro organismo. Si está embarazada o en período de lactancia, evite el uso de suplementos de hierbas. Además, suponga que cuida de personas mayores o de niños. En ese caso, es mejor no darle medicamentos a base de hierbas porque sus sistemas pueden ser demasiado débiles para manejar su digestión y metabolismo (como en el caso de un anciano) o no han madurado lo suficiente (como en el caso de un niño).

Hay que informarse bien sobre las hierbas que se usan o se pretenden usar. Una investigación exhaustiva le permitirá prepararse para cualquier eventualidad mucho antes de que ocurra y evitar y prevenir lo que pueda. Tener tu propio jardín de hierbas te permitirá enseñar a tu familia estas hierbas y te animará a probar todas las combinaciones diferentes que se le ocurran a tu mente creativa. Además, debe contar con las herramientas y el equipo adecuados para cuidar y gestionar tu jardín de hierbas.

Capítulo 8

Recetas de Antibióticos Herbales I

Los antibióticos herbales son una opción potente y eficaz de los remedios naturales. Ayudan a combatir la infección y a reforzar el sistema inmunitario para que sea menos probable que enferme en primer lugar.

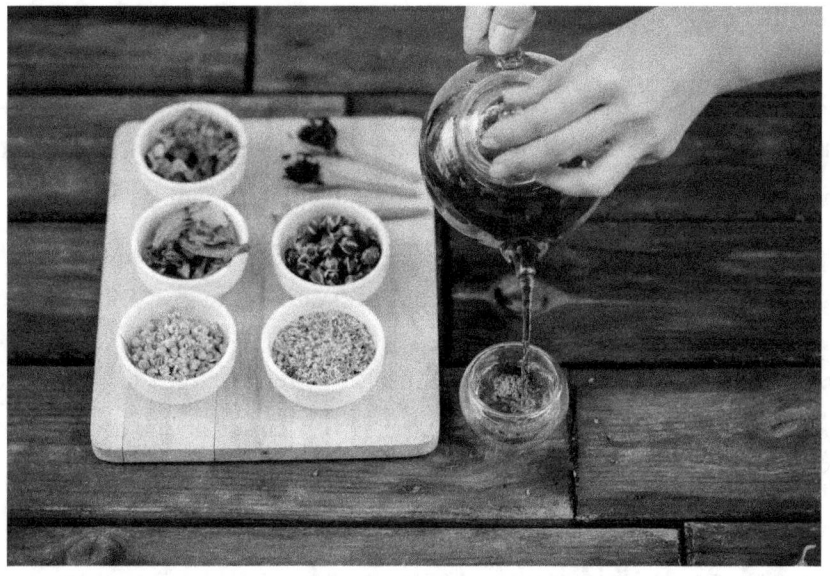

Se pueden utilizar muchas hierbas diferentes como agentes antibióticos, cada una con beneficios únicos. A la hora de elegir un remedio antibiótico herbal, es esencial seleccionar la combinación correcta de hierbas para sus necesidades específicas.

¿Funcionan los Antibióticos Naturales?

Existe la idea errónea de que los remedios naturales no son tan eficaces como los medicamentos tradicionales. Sin embargo, esto no podría estar más lejos de la realidad. Los antibióticos naturales se han utilizado durante siglos para tratar diversas infecciones.

Los antibióticos naturales también pueden ser tan eficaces como sus homólogos sintéticos. Suelen contener potentes compuestos de origen vegetal capaces de matar bacterias y otros microorganismos.

Los antibióticos herbales suelen ser más eficaces que sus homólogos sintéticos.

Los antibióticos herbales no sólo actúan para eliminar las bacterias dañinas, sino que también ayudan a reforzar el sistema inmunitario porque muchas hierbas contienen potentes antioxidantes que ayudan a combatir las infecciones. Esto es importante porque un sistema inmunológico fuerte es la clave para prevenir las infecciones.

Existen muchos antibióticos naturales diferentes, cada uno con beneficios únicos. Los más populares son el ajo, el aceite de orégano y la miel de Manuka.

Recetas de Antibióticos Herbales para Mantenerte Sano

A la hora de combatir una infección, pocas cosas son más potentes que los antibióticos. Pero antes de ir al médico a por una receta, considera una de estas recetas de antibióticos herbales. Estos remedios probados por el tiempo pueden ayudarle a sentirse mejor rápidamente, desde tés hasta tinturas.

Pasta de Ajo, Jengibre y Cúrcuma

Hacer la pasta de jengibre, cúrcuma y ajo es fácil y se puede hacer en unos pocos pasos. La raíz de cúrcuma fresca da el mejor sabor, pero la cúrcuma en polvo es igual de buena. La combinación de estos tres poderosos ingredientes la convierte en un potente remedio antibiótico.

Ingredientes:

- 1/2 cucharadita de ajo en polvo
- 1/2 cucharadita de jengibre en polvo
- 1/4 cucharadita de cúrcuma en polvo
- 1 cucharada de aceite de coco
- 1 cucharada de vinagre de sidra de manzana

Instrucciones:

1. Combinar los polvos de ajo, jengibre y cúrcuma en un bol pequeño.

2. Añadir el aceite de coco y el vinagre de sidra de manzana, y mezclar hasta que todo esté bien combinado.

3. Aplica una pequeña cantidad de la pasta en la zona afectada y cúbrela con una venda. Repite la operación según sea necesario hasta que la infección desaparezca.

4. Déjala durante 30 minutos, retírala y aclara con agua tibia.

5. Guarda la pasta en un tarro de cristal en la nevera hasta un mes.

6. La pasta también se puede congelar hasta tres meses.

Beneficios

Esta sabrosa pasta es perfecta para dar un toque de sabor a cualquier plato, y además está repleta de beneficios para la salud. La cúrcuma es bien conocida por sus cualidades medicinales, entre ellas la de ser un excelente antiséptico. Se utiliza mucho para curar heridas aplicando una pasta de cúrcuma sobre la lesión. La cúrcuma también es anticancerígena y refuerza la inmunidad, mantiene los niveles de colesterol, ayuda a la digestión y contribuye a regular el metabolismo y la presión arterial.

Consejos

Añade miel o pimienta negra para obtener más beneficios. Comience con una cantidad menor de cúrcuma y aumente gradualmente según sea necesario si tienes un estómago sensible. La cúrcuma puede manchar la piel y la ropa, así que ponte ropa vieja cuando la uses.

Precaución

La cúrcuma puede diluir la sangre, por lo que, si tomas medicamentos anticoagulantes, consulta a tu médico.

Té de Equinácea

El té de equinácea se elabora remojando las hojas y flores de la planta de equinácea en agua caliente. La equinácea es un miembro de la familia de las margaritas y es originaria de Norteamérica. Los nativos americanos la han utilizado durante siglos como remedio natural para tratar las infecciones de oído y el dolor. Se utilizan tres plantas principales de equinácea para hacer el té: Echinacea pallida, Echinacea purpurea y Echinacea Angustifolia.

Ingredientes:
- 1 cucharadita de flores secas de equinácea
- 1 taza de agua hirviendo
- Miel o limón (opcional)

Instrucción:
1. Vierta agua hirviendo sobre las flores de equinácea en una taza.
2. Después de dejar reposar durante 10 minutos, colar las flores.
3. Añade miel o limón al gusto y bébelo 3 veces al día.

El té de equinácea tiene un sabor hormigueante, refrescante y vigorizante. Las notas florales complementan la frescura aguda de las agujas de pino y el sabor suave y redondo de la reina de los prados. El té de equinácea, comúnmente mezclado con hierba de limón y menta, es una bebida deliciosa y refrescante.

Beneficios

El té de equinácea es una infusión elaborada con las hojas y flores de la planta Echinacea purpurea. Este té tiene muchos beneficios, entre ellos un antibiótico natural, que ayuda a combatir las infecciones y a acelerar la recuperación. Las personas que padecen asma también se benefician de las propiedades antiinflamatorias del té.

Consejos

Al preparar el té de equinácea, es esencial utilizar tés sueltos o bolsas de té de alta calidad para obtener su mejor sabor. Este té también puede prepararse con hojas, raíces y flores de equinácea frescas o secas. Limite el consumo de té de equinácea a una o tres tazas al día para evitar efectos secundarios adversos.

El té de equinácea es generalmente seguro de consumir, con pocos efectos secundarios. Sin embargo, algunas personas experimentan malestar o irritación estomacal. Las mujeres embarazadas o en período de lactancia no deben consumir equinácea. Las personas alérgicas a las plantas de la familia de las margaritas también deben evitar esta infusión.

Esta tisana no contiene cafeína, por lo que puede disfrutarse durante todo el día.

Precaución

El té elaborado con la planta de la equinácea puede provocar una reacción alérgica en algunas personas. Los síntomas incluyen picor, hinchazón de la cara, los labios o la lengua, y dificultad para respirar. Si experimenta estos síntomas después de beber té de equinácea, interrumpa su uso y busque atención médica inmediatamente.

Unguento de Sello de Oro

El sello de oro es un remedio herbal utilizado durante siglos para tratar diversas dolencias. La planta de sello de oro es un miembro de la familia de los ranúnculos y es nativa de América del Norte.

Ingredientes:

- 1 cucharadita de raíz seca de sello de oro
- 1 taza de agua hirviendo
- 1 cucharada de aceite de oliva o de coco
- 1 cucharada de cera de abeja

Instrucciones:

1. Coloca la raíz de sello de oro en una taza y vierte agua hirviendo sobre ella. Deja que la infusión repose durante 10 minutos y luego cuela la raíz.
2. Añade el aceite de oliva, el aceite de coco y la cera de abejas a una caldera doble y calienta hasta que la cera de abejas se derrita.
3. Retira del fuego y añadir el té de sello de oro. Remueve hasta que esté bien combinado.
4. Verter en un tarro de cristal y deja que se enfríe por completo antes de utilizarlo.
5. Aplícalo en la zona afectada una vez que se haya enfriado.

Beneficios

El sello de oro es una planta con muchos beneficios y puede utilizarse de diferentes maneras. Con los tallos (rizomas) y las raíces de la planta se elaboran tés, extractos líquidos, cápsulas, comprimidos y productos naturales para el cuidado de la piel.

El sello de oro es una potente hierba antibacteriana que se utiliza para tratar numerosas infecciones. El ingrediente activo del sello de oro, la berberina, es un potente agente antibacteriano eficaz contra muchas bacterias. El sello de oro también es rico en otros compuestos con propiedades antibacterianas, antifúngicas y antiparasitarias, lo que lo convierte en un tratamiento eficaz para muchas infecciones diferentes.

El ungüento de sello de oro trata varias afecciones de la piel, como el eczema, la psoriasis y la dermatitis del pañal. El bálsamo tiene propiedades antibacterianas y antiinflamatorias, por lo que es una excelente opción para tratar cortes, raspaduras y quemaduras. El sello de oro es una potente hierba antibiótica que ayuda a eliminar las bacterias dañinas.

Consejos
La pomada de sello de oro puede conservarse hasta seis meses en un lugar fresco y oscuro. Si tiene la piel sensible, pruebe la pomada en una pequeña zona de la piel antes de usarla en una zona más grande, o diluya la pomada con agua antes de aplicarla en la piel.

Precaución
El sello de oro no se recomienda a las mujeres embarazadas o en período de lactancia. El sello de oro puede provocar efectos secundarios, como molestias gastrointestinales, diarrea y vómitos.

Tintura de Equinácea

La tintura de equinácea es un extracto concentrado de la hierba equinácea. Este extracto se elabora sumergiendo la hierba seca en alcohol o vinagre. La mezcla resultante se cuela para eliminar la materia vegetal sólida.

Ingredientes:
- Hierba de equinácea seca
- Alcohol o vinagre

Instrucciones:
1. Remojar la hierba de equinácea seca en alcohol o vinagre durante varias semanas.
2. Colar la mezcla para eliminar la materia vegetal sólida.
3. Tomar un gotero completo (25-30 gotas) de la tintura 3 veces al día.

Beneficios

La tintura de equinácea es un potente extracto de la hierba equinácea. Este extracto tiene poderosas propiedades para combatir las infecciones y trata eficazmente varias enfermedades infecciosas, como el herpes, la malaria, la sífilis y las infecciones del tracto urinario. Esta tintura puede utilizarse al primer signo de resfriado o gripe.

Consejos

Utilice flores y raíces de equinácea frescas o secas para hacer su tintura de equinácea. Si utiliza hierbas frescas, límpielas bien antes de comenzar el proceso de tintura. La proporción entre hierba y líquido debe ser de 1:5 para obtener los mejores resultados.

Si se utilizan hierbas secas, es mejor molerlas hasta convertirlas en polvo antes de añadirlas al líquido. Esto ayuda a liberar más compuestos activos en la tintura.

Utilice un frasco de cristal con tapa hermética cuando haga la tintura para evitar que la mezcla se estropee.

La tintura de equinácea puede tomarse por vía interna o aplicarse por vía tópica. La dosis habitual es de 1 a 2 cuentagotas tres veces al día cuando se toma la tintura de equinácea internamente. Diluya la mezcla con agua y aplíquela en la zona afectada si la utiliza de forma tópica.

Precaución

Si es alérgico a las plantas de la familia de las margaritas, no debe tomar tintura de equinácea, incluidas la ambrosía, los crisantemos, las caléndulas y las margaritas. Las personas con enfermedades autoinmunes como el lupus o la esclerosis múltiple deben evitar la tintura de equinácea.

Aceite de Orégano

El aceite de orégano es un potente aceite esencial extraído de las hojas de la planta del orégano. Este aceite tiene una fragancia fuerte y picante y es conocido por sus potentes propiedades antibacterianas y antifúngicas.

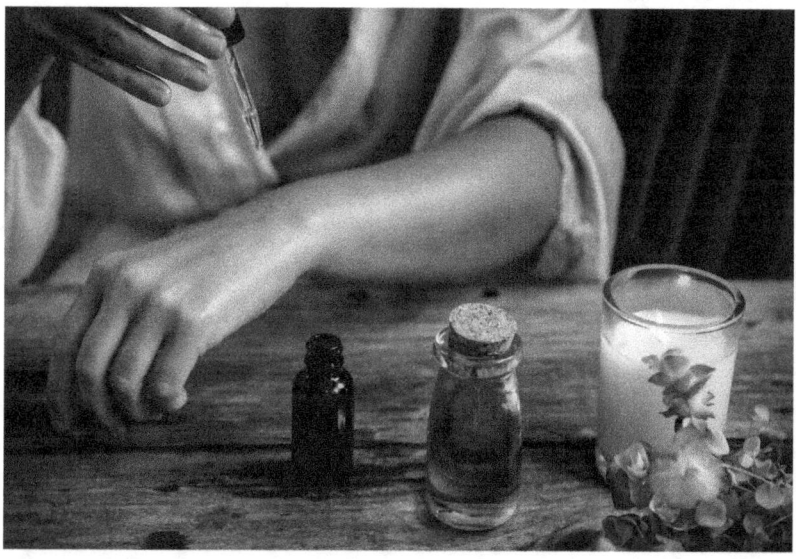

Ingredientes:
- 1/2 cucharadita de aceite de orégano
- 1/4 de taza de aceite de oliva

Instrucciones:
1. Combinar el aceite de orégano y el aceite de oliva en un bol pequeño.
2. Aplica la mezcla en la zona afectada.
3. Repite este proceso varias veces al día hasta que la infección desaparezca.

Beneficios

El aceite de orégano trata diversas infecciones, como las respiratorias, las del tracto urinario y las de la piel. Este aceite trata los piojos, las infecciones por cándida y las úlceras de estómago. El aceite de orégano es un potente agente antimicrobiano que puede ayudar a combatir la infección y acelerar el proceso de curación. Este aceite es también un potente agente antiinflamatorio que reduce la hinchazón y el dolor.

El aceite de orégano contiene un compuesto llamado carvacrol, que tiene propiedades antibacterianas y antifúngicas. También es un potente antioxidante que refuerza el sistema inmunitario.

Consejos

Cuando se utiliza el aceite de orégano para tratar una infección, es esencial utilizar un aceite de alta calidad que sea 100% puro. Este aceite puede comprarse en tiendas de alimentos saludables o en línea.

Precaución

El aceite de orégano es un aceite esencial potente y debe utilizarse con precaución. Este aceite puede causar irritación de la piel en algunas personas. Si experimenta efectos secundarios adversos, interrumpa su uso inmediatamente.

Las mujeres embarazadas y los niños pequeños no deben utilizar el aceite de orégano. Este aceite esencial también puede interactuar con ciertos medicamentos, así que habla con tu proveedor de atención médica antes de usarlo.

Té de Romero

El romero es una hierba aromática con una larga historia de uso en la medicina popular. Esta hierba estimula la circulación, mejora la digestión y alivia el dolor. El té de romero es una forma deliciosa de disfrutar de los beneficios de esta hierba.

Ingrediente:
- 1 cucharadita de romero seco
- taza de agua hirviendo

Instructiones:
1. Añade el romero seco a una taza de agua hirviendo.
2. Deja que la infusión se empine durante 5 minutos.
3. Cuela el té y disfrútalo.

Beneficios

El té de romero puede tratar varias dolencias, como los dolores de cabeza, la indigestión y el dolor muscular. Además de mejorar la digestión, este té estimula la circulación. El té de romero es una bebida calmante que puede ayudar a reducir el estrés y la ansiedad.

El romero contiene un compuesto llamado ácido rosemarínico, que tiene poderosas propiedades antiinflamatorias y antioxidantes. Este compuesto ayuda a proteger las células del daño y refuerza el sistema inmunitario.

Consejos

El té de romero no está recomendado para niños menores de 12 años. Si padece alguna enfermedad, consulte a su médico antes de tomar té de romero. No tome más de 2 tazas de té de romero al día.

Precaución

El té de romero es generalmente seguro para la mayoría de las personas. Una sobredosis de romero puede causar vómitos, convulsiones y coma. Si está embarazada o en período de lactancia, es mejor evitar el té de romero.

Pomada de Raíz de Malvavisco

La raíz de malvavisco es una hierba utilizada durante siglos en la medicina popular. Esta hierba es conocida por su capacidad para calmar y curar la piel. Los suplementos de raíz y hoja de malvavisco se elaboran extrayendo compuestos de la planta Althaea Officinalis. El malvavisco tiene muchos beneficios, incluyendo mucílago natural, antioxidantes flavonoides y varios compuestos antibacterianos, antivirales y antimucilaginosos.

Ingredientes:
- 1/4 de taza de polvo de raíz de malvavisco
- 1/2 taza de aceite de oliva o de coco
- 1/4 de taza de cera de abeja
- 10 gotas de aceite esencial de lavanda (opcional)

Instrucciones:
1. Añadir el polvo de raíz de malvavisco a un bol.
2. Verter el aceite de oliva o de coco sobre el polvo y remover bien.
3. Poner la mezcla en un cazo y calentarla a fuego lento hasta que quede líquida.
4. Retirar el cazo del fuego y añadir la cera de abejas a la mezcla. Remover bien hasta que la cera de abejas se derrita.
5. Incorporar el aceite esencial de lavanda (opcional).

6. Vierte la pomada en un tarro y deja que se enfríe completamente antes de usarla.

Beneficios

La pomada de raíz de malvavisco es un ungüento calmante y curativo. Este ungüento puede ayudar a curar heridas, calmar el eczema y reducir la inflamación. La pomada de raíz de malvavisco puede tratar las quemaduras solares y la dermatitis del pañal.

El malvavisco es un remedio eficaz para el dolor, la hinchazón y los síntomas de irritación. También resuelve las infecciones de garganta y de la piel, fortalece el revestimiento del intestino y previene la permeabilidad.

Consejos

Puedes hacer este ungüento con aceite de oliva o de coco. Si utilizas aceite de coco, usa aceite de coco sin refinar. Puede encontrar polvo de raíz de malvavisco en su tienda local de alimentos saludables o en línea.

Precaución

No utilice la pomada de raíz de malvavisco si es alérgico a las plantas del género Althaea. Las plantas ricas en mucílagos, como la raíz de malvavisco, pueden interferir en la absorción de ciertos medicamentos. Por lo tanto, consulta a tu médico antes de usar la pomada de raíz de malvavisco si estás tomando medicamentos.

Gárgaras de Hierbas para el Dolor de Garganta

Estas gárgaras de hierbas son una forma sencilla y eficaz de aliviar el dolor de garganta. Estas gárgaras también pueden aliviar la congestión y combatir las infecciones.

Ingredientes:
- 1 taza de agua
- 1 cucharadita de jengibre rallado
- 1/2 cucharadita de cúrcuma en polvo
- 1 cucharada de miel
- 1 cucharada de vinagre de sidra de manzana
- 1/4 de cucharadita de pimienta de cayena (opcional)

Instrucciones:
1. el agua, el jengibre, la cúrcuma, la miel, el vinagre de sidra de manzana y la pimienta de cayena a un cazo.
2. Calentar la mezcla a fuego lento hasta que hierva.
3. Retirar el cazo del fuego y dejar que la mezcla se enfríe ligeramente.
4. Hacer gárgaras con la mezcla durante un minuto y luego escupirla.
5. Repite la operación según sea necesario.

Beneficios

Estas gárgaras de hierbas son un remedio calmante y curativo para el dolor de garganta: la miel y el vinagre de sidra de manzana ayudan a recubrir la garganta y a aliviar la irritación. El jengibre, la cúrcuma y la pimienta de cayena son hierbas antibacterianas y antivirales que combaten las infecciones.

Consejos

Puedes encontrar jengibre rallado, cúrcuma en polvo y pimienta de cayena en tu tienda local de comestibles o en una tienda de alimentos saludables. Si no tienes vinagre de sidra de manzana, sustitúyelo por vinagre blanco. Puedes añadir unas gotas de aceite de eucalipto a estas gárgaras para ayudar a eliminar la congestión.

Precaución

No te tragues estas gárgaras. La pimienta de cayena puede causar ardor si entra en los ojos. No use estas gárgaras si está embarazada o tiene antecedentes de úlceras. Si te entra la mezcla en los ojos, enjuágalos con agua inmediatamente.

Té de Toronjil

El toronjil (Melissa officinalis) es una planta herbácea perenne de la familia de la menta. Las hojas tienen un aroma parecido al del limón y se utilizan para hacer tés, aceites y ungüentos. El toronjil es originario de Europa, Asia Central e Irán, pero se ha naturalizado en muchos otros países, incluido Estados Unidos.

Ingredientes:
- 1 cucharadita de hojas secas de toronjil o 1 cucharada de hojas frescas de toronjil
- 1 taza (8 onzas) de agua hirviendo
- Miel o azúcar (opcional)

Instrucciones:
1. Verter agua hirviendo sobre las hojas de melisa.
2. Dejar que la infusión se impregne durante 3-5 minutos.
3. Colar el té y añadir miel o azúcar si se desea.
4. Disfrutar.

Beneficios

El té de toronjil tiene una serie de beneficios para la salud. Es especialmente eficaz contra la cándida, que provoca problemas digestivos, niebla cerebral, agotamiento y otros. El toronjil ayuda principalmente a regular los niveles de azúcar en la sangre, pero no es un sustituto de la insulina. Además, la gente ha experimentado con el toronjil y ha descubierto que les ayuda a combatir la ansiedad.

Este té de hierbas puede tratar el insomnio y el malestar estomacal. El té de toronjil también es una gran manera de mejorar el estado de ánimo y combatir la depresión. Esta infusión ayuda a mejorar la función cognitiva y la memoria.

El toronjil contiene compuestos con propiedades antivirales, antibacterianas y antifúngicas. Esta hierba también refuerza el sistema inmunitario y combate las infecciones.

Consejos
Si utilizas hojas frescas de toronjil, lávalas bien antes de usarlas. También se puede añadir jengibre y menta a este té para darle sabor y beneficios para la salud. Utiliza bolsas de té de toronjil ya preparadas si no tienes hojas de toronjil frescas o secas.

Precaución
El toronjil se considera generalmente seguro para la mayoría de las personas. Sin embargo, puede interactuar con algunos medicamentos. Por favor, habla con tu médico antes de consumir toronjil si estás tomando algún medicamento. El toronjil tampoco se recomienda a las mujeres embarazadas o en período de lactancia.

Tintura de Tomillo

El tomillo tiene una larga historia de uso como hierba medicinal. Es especialmente eficaz contra las infecciones respiratorias como la bronquitis, la tos ferina y la congestión pulmonar.

Ingredientes:

- 1 onza de hojas de tomillo secas o 2 onzas de hojas de tomillo frescas
- 1 pinta (16 onzas) de vodka u otro alcohol
- Un frasco de vidrio oscuro con tapa hermética

Instrucciones:

1. Colocar el tomillo en el frasco.
2. Vierte el vodka sobre el tomillo, asegurándoie de que todas las hojas queden cubiertas.
3. Cierra bien el tarro y guárdalo en un lugar fresco y oscuro durante 4-6 semanas.
4. Agita el tarro cada poco día.
5. Después de 4-6 semanas, cuele las hojas de tomillo de la tintura y deséchelas.
6. Vierte la tintura en un frasco de cristal limpio con tapa hermética.
7. Etiquete el frasco con el nombre de la hierba, la fecha y la proporción de hierba y alcohol utilizada.
8. Guardar en un lugar fresco y oscuro.

Beneficios

La tintura de tomillo es un antibiótico herbal muy eficaz. Las propiedades antisépticas y antimicrobianas del tomillo lo convierten en un tratamiento eficaz para las infecciones de la piel. La tintura de tomillo es excelente para uso externo en cortes y raspaduras.

Consejos

Si utilizas hojas de tomillo frescas, lávalas bien antes de usarlas. Para obtener más beneficios para la salud, añade otras hierbas a esta tintura, como el ajo o el jengibre.

Precaución

La tintura de tomillo es potente. Sólo debe utilizarse durante un período corto, no más de una semana. Por favor, consulta a tu médico si tienes algún problema de hígado antes de usar esta tintura.

Té de Jengibre

El té de jengibre es una infusión elaborada con raíz de jengibre. El té de jengibre tiene muchos beneficios para la salud, como el alivio de las náuseas, el dolor y la inflamación.

El té de jengibre es un antibiótico porque contiene un compuesto llamado gingerol. El gingerol es un compuesto fenólico con actividad antibacteriana contra Escherichia coli y Staphylococcus aureus.

Además de sus propiedades antibacterianas, el té de jengibre ayuda a reforzar el sistema inmunitario. Un estudio demostró que el té de jengibre aumenta la producción de citoquinas, que son moléculas que ayudan a regular el sistema inmunitario.

El té de jengibre tiene un sabor picante y terroso que algunas personas disfrutan. Se puede tomar caliente o frío y más o menos concentrado, según las preferencias personales.

Ingredientes:
- 1 taza de agua
- Un trozo de raíz de jengibre de 1 pulgada, pelado y cortado en rodajas
- Miel (opcional)

Instrucciones:
1. Llevar el agua a ebullición.
2. Añade el jengibre y déjalo reposar durante 5-10 minutos.
3. Retirar el jengibre y endulzarlo con miel si se desea.

Beneficios

El té de jengibre es una rica fuente de antioxidantes, que son sustancias que eliminan las toxinas y subproductos nocivos que dañan las células. Los antioxidantes ayudan a prevenir enfermedades crónicas como el cáncer. Las propiedades antivirales y antibacterianas del jengibre lo hacen eficaz para combatir las infecciones.

Consejos

Si utilizas raíz de jengibre fresca, lávala bien antes de rallarla o picarla.

También puedes comprar bolsas de té de jengibre ya preparadas en muchas tiendas. Cuanto más tiempo se deje reposar el té, más concentrado y robusto será su sabor. Si el sabor del jengibre te parece demasiado intenso, añade una rodaja de limón a tu té.

Precaución

El jengibre interactúa con ciertos medicamentos, como los anticoagulantes. Consulta a tu médico antes de beber té de jengibre si estás tomando medicamentos. Los posibles efectos secundarios de beber té de jengibre incluyen ardor de estómago, gases e hinchazón.

Té de Bayas de Espino

La infusión de bayas de espino es una práctica antigua que se remonta a más de dos mil años. Esta infusión es rica en antioxidantes y nutrientes, lo que la convierte en una opción saludable para quienes desean mejorar su bienestar general. El té de bayas de espino ofrece una serie de beneficios para la salud, como la mejora de la salud del corazón y la longevidad. Estas bayas crecen principalmente en Asia y Europa, pero su popularidad se ha extendido por todo el mundo. Hoy en día, se puede encontrar té de bayas de espino, mermelada, jarabe y vino en muchos países.

Ingredientes:
- 1 cucharada de bayas de espino secas
- 1 taza de agua
- Miel opcional

Instrucciones:
1. Añade las bayas de espino a una taza de agua hirviendo.
2. Deja que la infusión se empine durante 5-10 minutos.
3. Cuela las bayas de espino del té.
4. Endulza con miel, si lo deseas.
5. Toma la infusión de bayas de espino 1 ó 2 veces al día.

Beneficios

Las infusiones son una forma estupenda de mejorar la salud, y el té de bayas de espino no es una excepción. Esta receta aprovecha el poder de los antioxidantes y los flavonoides para ayudar a mejorar la función cardiovascular, aliviar la tensión de los vasos sanguíneos y las arterias, e incluso tratar la ansiedad y el estrés. Así que, la próxima vez que te sientas agotado o estresado, prepárate una taza de este delicioso y curativo té de bayas de espino.

Consejos

Al preparar el té de bayas de espino, es importante utilizar bayas frescas o secas. La infusión puede disfrutarse caliente o fría y suele endulzarse con miel. Algunas personas también añaden leche o limón al té.

Precaución

Las personas con problemas intestinales, cardíacos o que estén tomando medicamentos deben evitar el té de bayas de espino. Como siempre, habla con un médico antes de añadir cualquier hierba o suplemento nuevo a tu dieta.

Este té no es para todo el mundo, pero para los que ayuda, los beneficios son grandes.

Capítulo 9

Recetas de Antibióticos Herbales II

Té de Menta

La menta (Mentha Piperita) es un híbrido de menta, un cruce entre la menta acuática y la menta verde. La planta, originaria de Europa y Oriente Medio, se ha naturalizado en muchas regiones y ahora está ampliamente distribuida por toda la zona templada del mundo.

El té de menta no contiene cafeína y es bajo en calorías.

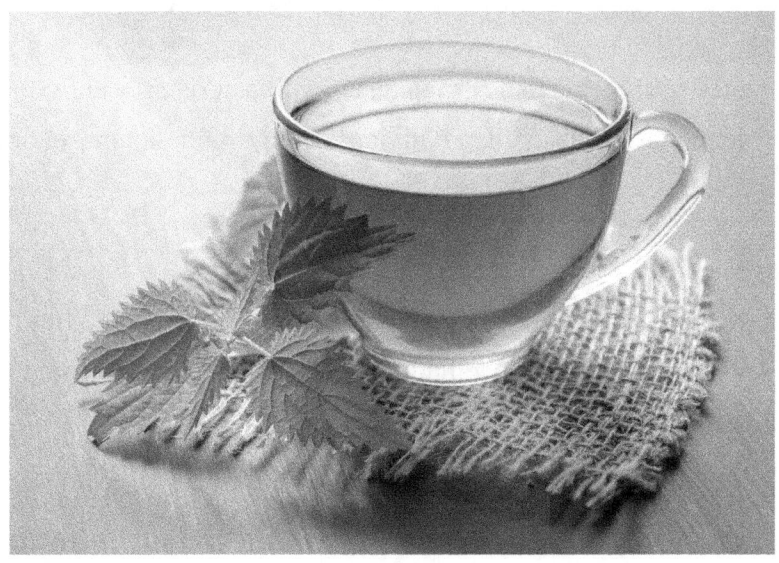

Ingredientes:
- 1 cucharadita de hojas de menta seca
- 1 taza de agua hirviendo

Instrucciones:
1. Añade las hojas de menta en una taza.
2. Vierta agua hirviendo sobre las hojas y déjelas reposar durante 5 minutos.
3. Cuela la infusión y disfrútala.

Beneficios

El té de menta es una bebida refrescante y calmante que se disfruta caliente o fría. El té de menta es también una buena fuente de varios nutrientes, como la vitamina C, el manganeso y el cobre. El té de menta es especialmente beneficioso para mejorar la digestión, reducir la hinchazón y los gases y aliviar las náuseas.

El mentol de la menta tiene propiedades antibacterianas y antivirales. El té de menta puede ayudar a aliviar la congestión, la tos y el dolor de garganta.

Consejos

Si no te gusta el sabor de la menta, añade un poco de miel o limón al té. Añade jengibre fresco rallado a tu té para obtener un impulso inmunológico adicional.

Precaución

Beber té de menta puede causar acidez e indigestión en algunas personas. El té de menta debe evitarse si se padece ERGE o se toman medicamentos para la acidez o el reflujo ácido. El té de menta interactúa con ciertos medicamentos. Si esto le ocurre, beba el té con una comida o un tentempié en lugar de hacerlo con el estómago vacío.

Bálsamo de Eucalipto

El eucalipto (Eucalyptus globulus) es un árbol alto de hoja perenne originario de Australia. Este árbol se ha utilizado durante mucho tiempo en la medicina tradicional por sus beneficios para la salud.

El aceite de eucalipto se destila al vapor de las hojas del árbol y tiene una fuerte fragancia mentolada. El aceite se utiliza de varias formas, como la aromaterapia, el masaje y la aplicación tópica.

Ingredientes:

- 1/2 taza de aceite de oliva o de coco
- 1/4 de taza de cera de abeja
- 20 gotas de aceite esencial de eucalipto
- 10 gotas de aceite esencial de menta (opcional)

Instrucciones:

1. Pon el aceite de oliva o el aceite de coco y la cera de abejas en una caldera doble.

2. Calienta la mezcla a fuego lento, removiendo de vez en cuando, hasta que la cera de abejas se derrita.

3. Retira del fuego e incorporar los aceites esenciales de eucalipto y menta.

4. Vierte la mezcla en un tarro o lata pequeña y deja que se enfríe.

5. Masajea una pequeña cantidad de bálsamo sobre el pecho y la garganta según sea necesario.

Beneficios

El bálsamo de eucalipto es un remedio tópico que puede aliviar los dolores musculares, la congestión del pecho y la tos. Cuando se aplica en el pecho, el ungüento ayuda a abrir las vías respiratorias y facilita la respiración. El aceite esencial de eucalipto del ungüento tiene propiedades antibacterianas, antifúngicas y antiinflamatorias.

Consejos

Aplica el bálsamo antes de acostarte para obtener los mejores resultados, y cubre el pecho con una toalla caliente. Esto ayudará al cuerpo a absorber el bálsamo y permitirá una buena noche de sueño.

Para obtener los mejores resultados, aplica el bálsamo de eucalipto en el pecho y la garganta 2-3 veces al día.

Precaución

Si estás embarazada o en período de lactancia, evita utilizar el aceite esencial de eucalipto. Si tienes la piel sensible, prueba el bálsamo en una zona pequeña antes de aplicarlo en una zona mayor.

Té de Romero y Tomillo

El romero (Rosmarinus officinalis) es un arbusto de hoja perenne originario de la región mediterránea. Esta hierba se ha utilizado durante siglos en la cocina y la medicina. Las hojas de romero dan sabor a varios platos, como sopas, guisos y carnes asadas. El té de romero es una popular infusión hecha con hojas de romero frescas o secas.

El romero también es un ingrediente popular en los cosméticos y productos de cuidado personal.

El tomillo (Thymus vulgaris) es una hierba perenne originaria de la región mediterránea. Las hojas de la planta de tomillo tienen un aroma fuerte y penetrante y se utilizan frescas o secas en diversos platos. Los productos de cuidado personal y los cosméticos también contienen tomillo.

Ingredientes:

- 1 cucharadita de hojas secas de romero
- 1 cucharadita de hojas secas de tomillo
- 1 taza de agua hirviendo
- Miel (opcional)

Instrucciones:

1. Coloca el romero y el tomillo en una taza o un vaso.
2. Vierte el agua hirviendo sobre las hierbas y deja reposar durante 3-5 minutos.

3. Cuela la infusión y endúlzala con miel, si lo deseas.

Beneficios

Este delicioso y refrescante té combina los beneficios del romero y el tomillo. El romero se ha utilizado en la medicina tradicional durante siglos para tratar los dolores de cabeza, los problemas respiratorios, las infecciones, los resfriados y las dolencias estomacales.

El té de romero y tomillo es una excelente manera de reforzar el sistema inmunitario y combatir las infecciones. Las propiedades antimicrobianas del romero y el tomillo ayudan a eliminar las bacterias y los virus, por lo que este té es un excelente remedio natural para los resfriados, la gripe y otras enfermedades respiratorias.

Este té también es rico en antioxidantes, lo que ayuda a proteger el cuerpo de los daños causados por los radicales libres. Los radicales libres son moléculas inestables que pueden dañar las células y provocar inflamación. Los antioxidantes ayudan a neutralizar los radicales libres y a proteger el cuerpo de los efectos dañinos.

Consejos

El té de romero y tomillo se disfruta mejor fresco, pero también puedes hacer una tanda más grande y guardarla en la nevera hasta 2 días.

Si está embarazada o en período de lactancia, consulte a su médico antes de tomar el té de romero y tomillo.

Precaución

El té de romero y tomillo interactúa con los diluyentes de la sangre y los medicamentos anticoagulantes. Consulta a tu médico antes de tomar esta infusión.

Recomendación

Disfruta del té de romero y tomillo 1 ó 2 veces al día para combatir las infecciones y reforzar tu sistema inmunológico.

Tintura de Ajenjo

El ajenjo (Artemisia absinthium) es una hierba perenne originaria de Europa, Asia y el norte de África. El ajenjo es más conocido por su uso en la producción de absenta, una bebida alcohólica destilada. El ajenjo también se utiliza en varios amargos y como agente aromatizante en alimentos y bebidas.

Ingredientes:
- 1 onza de hojas secas de ajenjo
- 1 pinta de vodka
- Miel (opcional)

Instrucciones:
1. Coloca el ajenjo en un frasco de vidrio limpio.
2. Vierta el vodka sobre la hierba y enrosque la tapa.
3. Agita bien el tarro para combinar los ingredientes.
4. Guarda la tintura en un lugar fresco y oscuro durante 2-3 semanas.
5. Después de 2-3 semanas, cuela la tintura y desecha la hierba.
6. Guarda la tintura en una botella de cristal limpia y mantenla en la nevera.

Beneficios

La tintura de ajenjo es un potente remedio natural para tratar diversas dolencias, como problemas digestivos, infecciones respiratorias y fiebres. Los compuestos activos del ajenjo, la tuyona y la artemisinina, tienen potentes propiedades antimicrobianas y antiparasitarias.

Consejos

Añade unas gotas de tintura de ajenjo al agua o al zumo para aliviar los problemas digestivos.

Para las infecciones respiratorias, tomar una cucharadita de tintura tres veces al día.

Para tratar las fiebres, tomar una cucharadita de tintura cada hora hasta que cese la fiebre.

Precaución:

La tintura de ajenjo no es apta para niños ni mujeres embarazadas. Consulta a tu médico antes de tomar este remedio si estás tomando algún medicamento. El ingrediente del ajenjo es la tuyona, que es tóxica en grandes dosis. El ajenjo sólo debe utilizarse bajo la supervisión de un profesional sanitario cualificado.

Té de Manzanilla

La mayoría de las tiendas de dietética venden flores secas de manzanilla (Matricaria chamomilla) envasadas. Las flores de la planta de manzanilla tienen una fragancia dulce, parecida a la de la manzana, y se utilizan frescas o secas para hacer té. La infusión de manzanilla es una bebida popular en todo el mundo, conocida por sus efectos calmantes. La infusión de manzanilla se prepara poniendo las flores de manzanilla en agua caliente durante 3-5 minutos.

Ingredientes:
- 1 cucharadita de flores secas de manzanilla
- 1 taza de agua hirviendo

Instrucciones:
1. Coloca las flores de manzanilla en una taza.
2. Vierte agua hirviendo sobre las flores y deja reposar durante 3-5 minutos.
3. Cuela la infusión y disfrútala.

Beneficios

La infusión de manzanilla es una forma deliciosa y refrescante de disfrutar de los beneficios de esta fantástica hierba. La manzanilla se ha utilizado durante siglos en la medicina tradicional para tratar diversas dolencias, como la ansiedad, el insomnio y los problemas estomacales. La infusión de manzanilla es una forma estupenda de relajarse y desconectar después de un largo día. Los efectos calmantes de la manzanilla también alivian la ansiedad y favorecen el sueño.

Las flores de manzanilla contienen varios compuestos, como la apigenina y la luteolina, que tienen propiedades antiinflamatorias y antioxidantes. El calcio, el magnesio y el potasio también se encuentran en el té de manzanilla.

Consejos
Utiliza flores de manzanilla frescas o secas para sacar el máximo partido a tu infusión de manzanilla. La infusión de manzanilla se puede tomar caliente o fría y es mejor tomarla sin edulcorantes.

Precaución
El té de manzanilla se considera generalmente seguro para la mayoría de las personas. Sin embargo, algunas personas son alérgicas. Si experimentas algún efecto adverso después de beber té de manzanilla, suspende su uso y consulta a tu proveedor de atención médica.

Aceite de Brotes de Clavo

El aceite de brotes de clavo es un aceite natural extraído de los brotes florales del árbol del clavo. El aceite de brotes de clavo tiene un aroma dulce, picante y floral y se utiliza en aromaterapia para promover la relajación y el bienestar. El aceite de brotes de clavo es conocido por sus propiedades antibacterianas y antifúngicas.

Ingredientes:
- 1 cucharadita de brotes de clavo secos
- 1 cucharadita de aceite de oliva

Instrucciones:
1. Coloca los brotes de clavo y el aceite de oliva en un bol pequeño.
2. Mezcla bien y aplica sobre la piel.

Beneficios

El aceite de clavo de olor es un excelente remedio natural para las infecciones bacterianas y fúngicas. El aceite tiene fuertes propiedades antibacterianas y antifúngicas que ayudan a eliminar las bacterias y los hongos. El aceite de brotes de clavo es también una forma excelente de aliviar el dolor y la inflamación. El aceite contiene compuestos, como el eugenol y el beta-cariofileno, que tienen propiedades analgésicas y antiinflamatorias.

Consejos

El aceite de brotes de clavo puede utilizarse por vía tópica o añadirse a un difusor para la aromaterapia. Para su uso tópico, mezcla el aceite con un aceite portador, como el de jojoba o el de almendras, antes de aplicarlo sobre la piel.

Precaución

El aceite de brotes de clavo puede causar irritación y sensibilización cuando se utiliza de forma tópica. Si experimentas algún efecto adverso después de usar este aceite, suspende su uso y consulta a tu proveedor de atención médica. El aceite de brotes de clavo no debe tomarse internamente. Las mujeres embarazadas y en periodo de lactancia deben evitar el uso de este aceite.

Té de Saúco

El saúco (Sambucus nigra) es un arbusto que crece en Europa, el norte de África y Asia. Las bayas y las flores de la planta de saúco se utilizan para hacer té, jarabe, mermelada y vino. La infusión de saúco es una forma deliciosa de disfrutar de los beneficios de esta poderosa hierba.

Esta receta de infusión es sencilla y puede disfrutarse caliente o fría. Se puede endulzar con miel o stevia al gusto.

Ingredientes:
- 1/4 de taza de bayas de saúco secas
- 1 cucharada de jengibre fresco rallado
- 1 cucharadita de canela molida
- 1 cucharadita de clavo de olor molido
- 1 cucharada de cáscara de naranja seca
- 8 tazas de agua

Instrucciones:
1. Añade todos los ingredientes a una olla grande.
2. Lleva a ebullición, reduce el fuego y cocina a fuego lento durante 30 minutos.
3. Retira el fuego y deja que se enfríe un poco.
4. Vierte a través de un colador en una jarra o frasco.
5. Disfruta caliente o frío, endulzado con miel o stevia al gusto.

Beneficios

Este té de hierbas contiene bayas de saúco, que son ricas en antioxidantes y reducen la inflamación. Las bayas de saúco también son eficaces para tratar los resfriados, la gripe y las infecciones respiratorias.

Consejos
1. Bebe de 1 a 2 tazas de té de saúco al día para reforzar tu sistema inmunitario y combatir las infecciones.
2. Guarda el té sobrante en la nevera hasta 5 días.
3. Puedes encontrar bolsas de té de baya de saúco en la mayoría de las tiendas de alimentos saludables.

Precaución

El té de saúco es seguro para la mayoría de las personas. Consulta a tu médico si estás embarazada o en periodo de lactancia.

Jarabe de Hierbas para la Tos

Esta receta de jarabe casero para la tos es una forma natural de calmar la tos. Se utilizan varios ingredientes sencillos para hacer el jarabe, que se toma según sea necesario.

Ingredientes:

- 1/2 taza de miel
- 1/4 de taza de vinagre de sidra de manzana
- Una cucharadita de jengibre fresco rallado
- 1/4 de cucharadita de cúrcuma molida
- 1/4 de cucharadita de canela molida

Instrucciones:

1. Mezcla todos los ingredientes en un frasco pequeño.
2. Toma 1-2 cucharaditas según sea necesario.

Beneficios

Este jarabe para la tos a base de hierbas es una forma deliciosa y eficaz de tratar la tos de forma natural. La miel ayuda a recubrir la garganta y a aliviar la tos, mientras que el vinagre y las especias ayudan a eliminar la congestión.

La miel, el vinagre y las especias de este jarabe también tienen propiedades antibacterianas y antiinflamatorias. Toma este jarabe cuando lo necesites para aliviar los síntomas y sentirte mejor rápidamente.

Consejos

Para sacar el máximo partido a este jarabe para la tos a base de hierbas, utiliza miel cruda y sin pasteurizar. Puedes añadir un chorrito de zumo de limón fresco para añadir sabor y beneficios.

Precaución

En caso de alergia, no consumas este jarabe. Empieza con una pequeña cantidad de miel cruda si nunca la has tomado.

Spray de Hierbas para la Garganta

Este spray de hierbas para la garganta es una forma estupenda de aliviar el dolor de garganta de forma natural. Está hecho con ingredientes sencillos y se guarda en una pequeña botella para facilitar su uso.

Ingredients:

- 1/4 de taza de agua destilada
- 1/4 de taza de vinagre de sidra de manzana
- 1 cucharadita de miel
- 1/4 de cucharadita de jengibre molido
- 1/8 de cucharadita de pimienta de cayena

Instrucciones:

1. Mezcla todos los ingredientes en una pequeña botella de spray.

2. Pulveriza la parte posterior de la garganta según sea necesario.

3. Evita tragar el spray.

Beneficios

Este spray de hierbas para la garganta es una forma eficaz de tratar el dolor de garganta de forma natural. El vinagre de sidra de manzana y la miel ayudan a recubrir la garganta y a aliviar el dolor, mientras que el jengibre y la pimienta de cayena ayudan a eliminar la congestión.

Este spray se puede utilizar según sea necesario para aliviar los síntomas y ayudarle a sentirse mejor rápidamente.

Consejos

Si el sabor de este spray para la garganta te parece demasiado fuerte, añade más agua para diluirlo más. También puedes utilizar un vinagre diferente, como el blanco o el de arroz.

Precaución

Si eres alérgico a alguno de los ingredientes de este spray, no lo uses. Si nunca has tomado miel cruda, empieza con una pequeña cantidad para probar si eres alérgico.

Tintura de Milenrama

La milenrama (Achillea millefolium) es una hierba perenne originaria de Europa y Asia. Se ha utilizado durante siglos para tratar diversas dolencias, como heridas, infecciones y resfriados.

Ingredientes:
- 1 taza de hojas y flores de milenrama
- 1 taza de vodka u otro alcohol

Instrucciones:
1. Recoge las hojas y las flores de milenrama en verano, cuando están en plena floración.

2. Lávalas a fondo para eliminar cualquier resto de suciedad o desechos.

3. Coloca la milenrama en un frasco limpio y vierte vodka o alcohol sobre ella hasta que el material vegetal quede completamente cubierto.

4. Cierra bien el tarro y guárdalo en un lugar fresco y oscuro durante cuatro o seis semanas.

5. Agita el tarro de vez en cuando para liberar las propiedades medicinales de la milenrama en el alcohol.

6. Coloca la tintura en un frasco de vidrio oscuro después de colarla a través de un filtro de café o una gasa.

Aplica la tintura en un paño limpio y en la zona afectada. La tintura de milenrama también puede tomarse internamente añadiendo 10-15 gotas al agua o al zumo 3 veces al día.

Beneficio
La tintura de milenrama puede utilizarse de forma externa o interna. Se utiliza más comúnmente para tratar cortes menores, raspaduras e infecciones virales como el resfriado común o la gripe.

Consejos
Si estás embarazada o amamantando, no tomes la tintura de milenrama internamente. De todos modos, puedes usarla externamente en cortes y raspaduras.

Precaución
No tomes tintura de milenrama si eres alérgico a las plantas de la familia Asteraceae, como la manzanilla, la margarita o la ambrosía.

La tintura de milenrama es una forma segura y eficaz de tratar heridas e infecciones menores. Si tiene una enfermedad más grave, consulta a tu médico.

Bebida de Hierbas

Los remedios a base de hierbas se han utilizado para combatir las infecciones durante siglos. Esta bebida de hierbas es un antibiótico natural con ingredientes vegetales conocidos por sus propiedades antibacterianas, antifúngicas, antivirales y antiparasitarias.

Ingredientes:
- 15 dientes de ajo
- 1/4 de taza de jengibre rallado
- 1 limón entero
- 1/4 de taza de miel de manuka
- 1 cucharada de cúrcuma en polvo
- 3 oz de vinagre de sidra de manzana
- 1 oz de aceite de oliva (o 1 cucharadita de aceite de coco)
- 1 taza de agua

Instruccion:
1. Pela y pica los dientes de ajo.
2. Ralla la raíz de jengibre.
3. Exprime el zumo de limón en un bol.
4. Añade todos los ingredientes en una batidora y bate hasta que esté suave.

5. Vierte la mezcla en un tarro de cristal con tapa y guárdala en la nevera hasta 2 semanas.

Al primer síntoma de enfermedad, tome un trago de esta bebida. Si es necesario, puede tomar otras cuatro tomas de este remedio a lo largo del día.

Beneficio

La combinación de ingredientes de esta bebida a base de hierbas ayuda a combatir las infecciones y a reforzar el sistema inmunitario. El ajo y el jengibre tienen conocidas propiedades antibacterianas, mientras que el limón es rico en vitamina C, un nutriente que ayuda a reforzar la inmunidad. La miel de Manuka tiene propiedades antimicrobianas y ayuda a eliminar los patógenos, mientras que la cúrcuma es un potente agente antiinflamatorio. El vinagre de sidra de manzana alcaliniza el organismo y combate las infecciones, mientras que el aceite de oliva o de coco aporta ácidos grasos esenciales que favorecen el sistema inmunitario. La clave de este remedio es aumentar las defensas del sistema inmunitario.

Esta bebida a base de hierbas es una forma eficaz de combatir las infecciones y promover la curación. Puede ayudar a prevenir enfermedades y a mantener fuerte el sistema inmunitario si se toma a diario.

Consejos

Consulta siempre a tu médico antes de utilizar cualquier sustituto de la medicación. Además de este remedio a base de hierbas, es crucial abordar los problemas que disminuyen su sistema inmunológico, como el estrés. Recuerda que la vitamina D es esencial para reforzar la inmunidad y aumentar tu capacidad para luchar contra las enfermedades.

Si no tienes todos los ingredientes a mano, puedes omitir los que no tengas. Este remedio también puede hacerse con jengibre y ajo frescos si se desea.

Precaución

Este remedio herbal para beber no es para todo el mundo. No tome este remedio herbal para beber si está embarazada o amamantando. En comparación con los antibióticos convencionales, este remedio tiene menos efectos secundarios. Si usted tiene alguna condición médica, por favor consulta a su médico antes de tomar esta bebida a base de hierbas.

Tintura de Usnea

La usnea es un liquen que se ha utilizado medicinalmente durante siglos. Es un potente agente antibacteriano, antiviral y antifúngico. La usnea puede utilizarse de forma interna y externa.

Ingredientes:
- 1 onza de usnea seca
- 1 pinta de vodka u otro alcohol de alta graduación

Instrucciones:
1. Combina la usnea y el alcohol en un tarro de cristal y ciérralo bien.
2. Guarda el frasco en un lugar oscuro y fresco durante cuatro a seis semanas, agitándolo diariamente para ayudar a liberar el ácido úsnico del material vegetal.
3. Después de cuatro a seis semanas, cuela el líquido a través de un filtro de café o un trozo de estameña y guárdalo en un frasco de vidrio oscuro.
4. Toma una cucharadita de tintura dos o tres veces al día.

Beneficio

La usnea es un potente antibiótico herbal utilizado para tratar diversas infecciones. Es especialmente eficaz contra las bacterias grampositivas como los estafilococos y los estreptococos. La usnea también puede ayudar a combatir las infecciones víricas y fúngicas.

La tintura de usnea puede utilizarse de varias maneras para tratar diferentes dolencias. Cuando se utiliza externamente, ayuda a acelerar la curación de cortes y rasguños, al tiempo que previene la infección. Puede tomarse internamente para tratar infecciones respiratorias, infecciones del tracto urinario y virus estomacales. También beneficia a quienes quieren perder peso y tienen dolores de garganta.

Consejos
Si utilizas la tintura de usnea de forma interna, agita bien el frasco antes de cada dosis. La tintura de usnea puede tomarse durante largos periodos de tiempo sin ningún efecto adverso.

La tintura de usnea puede tomarse internamente añadiendo 1 ó 2 gotas a un vaso de agua o zumo, o utilizarse de forma tópica añadiendo unas gotas a un algodón y aplicándolo en la zona afectada. La tintura de Usnea también puede añadirse a las soluciones de limpieza caseras para aumentar el poder de desinfección.

Precaución
La usnea es un medicamento potente y debe utilizarse con precaución si se está embarazada o en período de lactancia. Si tiene alergia a las plantas de la familia Parmeliaceae (incluida la usnea), no debe tomar esta hierba. Al igual que con cualquier remedio herbal, siempre es mejor consultar a un profesional de la salud antes de tomar una tintura de usnea u otro remedio herbal.

Té de Hierbas para Aliviar la Tos

Esta receta de té de hierbas es una gran manera de aliviar la tos de forma natural. El té se prepara con unos pocos y sencillos ingredientes y puede tomarse cuando se necesite.

Ingredientes:

- 1 cucharadita de hojas secas de menta
- 1 cucharadita de flores secas de manzanilla
- 1 cucharadita de miel
- 1 taza de agua hirviendo

Instrucciones:

1. Mezcla las flores de manzanilla, las hojas de menta y la miel en una taza.

2. Vierte agua hirviendo sobre los ingredientes y déjalo reposar durante 5-10 minutos.

3. Cuela la infusión y bébela cuando la necesites.

Beneficios

La menta es una hierba excelente para aliviar la tos y la congestión. La manzanilla también es útil para calmar la tos y aliviar la ansiedad. La miel es un supresor natural de la tos y ayuda a recubrir la garganta.

Consejos

Puedes utilizar hojas de menta fresca si no tienes hojas de menta seca, pero aumenta el tiempo de remojo a 10 minutos.

Precaución

Este té no es adecuado para niños menores de 12 años. Si está embarazada o en período de lactancia, consulta a tu médico antes de tomar este té.

Las recetas del libro son una forma estupenda de empezar a utilizar antibióticos herbales. Son fáciles de hacer y no requieren un equipo sofisticado. Ayudan a combatir las infecciones si se utilizan correctamente, aunque no sean tan potentes como los antibióticos de prescripción.

Sin embargo, es esencial recordar que estos remedios deben utilizarse preferentemente al comienzo de la enfermedad. Siempre hay que consultar al médico antes de tomar cualquier medicamento, incluidos los antibióticos herbales.

La madre naturaleza nos ofrece amablemente estas hierbas para nuestro beneficio. Están disponibles en la mayoría de las tiendas o en línea. Mejor aún, cultiva las tuyas propias y edúcate a ti mismo y a tu familia sobre las muchas características y beneficios que ofrecen las hierbas.

Recuerda que antes de consumir o utilizar hierbas, investiga o lee libros y guías para determinar si se adaptan a tu propósito.

Conclusión

Aunque son increíblemente útiles en las infecciones agudas, el uso excesivo de antibióticos sintéticos ha hecho que sean cada vez menos eficaces. En los últimos años, se han desarrollado cada vez más cepas de bacterias resistentes a los antibióticos porque la gente los utiliza sin ser consciente de todos sus efectos. Estas cepas resisten los efectos de los antibióticos, lo que afecta negativamente al organismo del paciente. Destruyen el microbioma intestinal, sobrecargan el hígado y, en grandes dosis, dañan los riñones.

Los antibióticos a base de plantas tienen menos de estos efectos. También son más eficaces a la hora de eliminar las bacterias que causan la infección. Los antibióticos herbales tienen una forma ligeramente diferente de actuar en tu cuerpo, y es menos probable que las bacterias se resistan a ellos. Los antibióticos a base de plantas elaborados con ingredientes naturales se recomiendan especialmente a quienes desean evitar los efectos de los conservantes y otros aditivos utilizados en los medicamentos artificiales. Tanto si ha experimentado los efectos negativos de estos ingredientes como si actualmente toma otros medicamentos y no quiere arriesgarse a una reactividad cruzada, se beneficiará de los antibióticos a base de plantas. Los antibióticos a base de plantas son una excelente alternativa para tratar dolencias comunes, incluso si sólo quieres asegurarte de obtener los máximos beneficios.

Debes elegir entre los antibióticos sistémicos, los no sistémicos y los sinérgicos en función de la dolencia a tratar. Los antibióticos sistémicos actúan a nivel sistémico, viajando por el torrente sanguíneo hacia todas las partes del cuerpo. Los antibióticos no sistémicos tienen un efecto localizado. Debido a su tamaño, no se transmiten fácilmente a las membranas celulares. Por último, las hierbas sinérgicas facilitan la acción de otros antibióticos o medicamentos de varias maneras, como guiando las moléculas del medicamento al lugar adecuado o permitiendo que se unan a los receptores apropiados.

Sin embargo, debes recordar que su función principal es matar las bacterias, incluso las del intestino y la piel; éstas forman parte del mecanismo de defensa natural de tu cuerpo. Los antibióticos herbales conllevan menos riesgos, ya que son más eficaces y no necesitarás utilizarlos durante tanto tiempo como los sintéticos. Sin embargo, su uso prolongado sigue provocando un debilitamiento del sistema inmunitario. Por lo tanto, utiliza otra medicina natural que restablezca el equilibrio del crecimiento bacteriano saludable en tu cuerpo para fortalecer la inmunidad. Restaurar el microbioma también evitará otros síntomas como la diarrea y los problemas de digestión que agotan aún más las reservas de tu cuerpo. Esto permite a tu sistema inmunológico detectar cualquier desequilibrio la próxima vez que las bacterias dañinas te ataquen.

Una vez que conozcas los beneficios de usar antivirales herbales, estarás listo para pasar a fabricarlos. Este libro te ha enseñado qué herramientas necesitas para preparar la medicina natural y cultivar tus propias hierbas. Esto último es especialmente recomendable si quieres asegurarte de utilizar ingredientes orgánicos. Después de dominar las habilidades necesarias para cultivar y cosechar tus plantas, podrás incorporarlas a las recetas que se ofrecen en los dos últimos capítulos. Van acompañadas de una explicación exhaustiva de cómo la combinación específica de ingredientes te hará sentir mejor. Estarás preparado para tratar cada afección común con los antibióticos adecuados.

Gracias por comprar y leer/escuchar nuestro libro. Si has encontrado este libro útil/ayudante, por favor tómate unos minutos y deja una reseña en Amazon.com o Audible.com (si has comprado la versión de audio).

Referencias

Sengupta, S., Chattopadhyay, M. K., & Grossart, H.-P. (2013). The multifaceted roles of antibiotics and antibiotic resistance in nature. Frontiers in Microbiology, 4, 47. https://doi.org/10.3389/fmicb.2013.00047

Antibiotics. (1999). Drug Therapy. https://medlineplus.gov/antibiotics.html

Antibiotics. (n.d.). EMedicineHealth. https://www.emedicinehealth.com/antibiotics/article_em.htm

7 best natural antibiotics: Uses, evidence, and effectiveness. (2020, January 1). Medicalnewstoday.com. https://www.medicalnewstoday.com/articles/321108

Pancu, D. F., Scurtu, A., Macasoi, I. G., Marti, D., Mioc, M., Soica, C., Coricovac, D., Horhat, D., Poenaru, M., & Dehelean, C. (2021). Antibiotics: Conventional therapy and natural compounds with antibacterial activity-A pharmaco-toxicological screening. Antibiotics (Basel, Switzerland), 10(4), 401. https://doi.org/10.3390/antibiotics10040401

Brusie, C. (2016, November 23). What are the most effective natural antibiotics? Healthline. https://www.healthline.com/health/natural-antibiotics

Jillian Levy, C. (2021, September 21). 15 fermented foods for a healthy gut and overall health. Dr. Axe. https://draxe.com/nutrition/fermented-foods/

Kris Gunnars, B. (2022, May 27). 5 health benefits of apple cider vinegar.

Van De Walle, G., MS, & RD. (2019, February 11). Pau D'Arco: Uses, benefits, side effects, and dosage. Healthline. https://www.healthline.com/nutrition/pau-d-arco

PAU D'ARCO: Overview, uses, side effects, precautions, interactions, dosing, and reviews. (n.d.). Webmd.com. https://www.webmd.com/vitamins/ai/ingredientmono-647/pau-darco

Landsiedel, K. (n.d.). Dobson Bay Chiropractic. Dobsonbaychiro.com https://www.dobsonbaychiro.com/blogs/natural-antibiotics.html

GOLDENSEAL: Overview, uses, side effects, precautions, interactions, dosing, and reviews. (n.d.). Webmd.com. https://www.webmd.com/vitamins/ai/ingredientmono-943/goldenseal

Link, R., MS, & RD. (2020, March 12). 8 surprising health benefits of cloves. Healthline. https://www.healthline.com/nutrition/benefits-of-cloves

Herbal alternatives to antibiotics. (2021, January 26). Mother Earth Living - Healthy Life, Natural Beauty. https://www.motherearthliving.com/health-and-wellness/alternatives-to-antibiotics-zm0z12aszdeb/

Lee, S.-Y., Kwon, H.-K., & Lee, S.-M. (2011). SHINBARO, a new herbal medicine with a multifunctional mechanism for joint disease: first therapeutic application for the treatment of osteoarthritis. Archives of Pharmacal Research, 34(11), 1773–1777. https://doi.org/10.1007/s12272-011-1121-0

7 best natural antibiotics: Uses, evidence, and effectiveness. (2020, January 1). Medicalnewstoday.com. https://www.medicalnewstoday.com/articles/321108

GOLDENSEAL: Overview, uses, side effects, precautions, interactions, dosing, and reviews. (n.d.). Webmd.com. from https://www.webmd.com/vitamins/ai/ingredientmono-943/goldenseal

Neverman, L. (2020, November 27). Herbal antibiotics - using herbs to fight infection and speed healing. Common Sense Home; Common Sense Home LLC. https://commonsensehome.com/herbal-antibiotics/

Antibiotic-resistant bacteria. (n.d.). Gov.au. https://www.betterhealth.vic.gov.au/health/conditionsandtreatments/antibiotic-resistant-bacteria

Kuok, C.-F., Hoi, S.-O., Hoi, C.-F., Chan, C.-H., Fong, I.-H., Ngok, C.-K., Meng, L.-R., & Fong, P. (2017). Synergistic antibacterial effects of herbal extracts and antibiotics on methicillin-resistant Staphylococcus aureus: A computational and experimental study. Experimental Biology and Medicine (Maywood, N.J.), 242(7), 731–743. https://doi.org/10.1177/1535370216689828

Torella, J. P., Chait, R., & Kishony, R. (2010). Optimal drug synergy in antimicrobial treatments. PLoS Computational Biology, 6(6), e1000796. https://doi.org/10.1371/journal.pcbi.1000796

7 best natural antibiotics: Uses, evidence, and effectiveness. (2020, January 1). Medicalnewstoday.com. https://www.medicalnewstoday.com/articles/321108

Antibiotic resistance. (n.d.-a). Who. int. https://www.who.int/news-room/fact-sheets/detail/antibiotic-resistance

Antibiotic resistance. (n.d.-b). Nhs. uk. https://www.nhs.uk/conditions/antibiotics/antibiotic-antimicrobial-resistance/

Brusie, C. (2016, November 23). What are the most effective natural antibiotics? Healthline. https://www.healthline.com/health/natural-antibiotics

Landsiedel, K. (n.d.). Dobson Bay Chiropractic. Dobsonbaychiro.com. https://www.dobsonbaychiro.com/blogs/natural-antibiotics.html

McCallum, K. (n.d.). 6 ways to boost your immune system. Houstonmethodist.org. https://www.houstonmethodist.org/blog/articles/2020/mar/5-ways-to-boost-your-immune-system/

Shoemaker, S., MS, RDN, & LD. (2020, April 1). 9 tips to strengthen your immunity naturally. Healthline. https://www.healthline.com/nutrition/how-to-boost-immune-health

Gilmer, M. (2020, April 13). Strengthen your immune system with 4 simple strategies. Cleveland Clinic. https://health.clevelandclinic.org/strengthen-your-immune-system-with-simple-strategies/

Yang, S. (2021, January 16). 20 herbs that can boost your immune system. The Thirty. https://thethirty.whowhatwear.com/herbs-to-boost-immune-system/slide23

Svedi, R. (2007, March 11). Top ten herb garden benefits. Gardening Know How. https://www.gardeningknowhow.com/edible/herbs/hgen/the-top-ten-benefits-of-growing-your-own-herb-garden.htm

Kilbride, B. (n.d.). Gardening tools we consider indispensable: It doesn't take much! Almanac.com. https://www.almanac.com/gardening-tools-guide

Zhang, J., Onakpoya, I. J., Posadzki, P., & Eddouks, M. (2015). The safety of herbal medicine: from prejudice to evidence. Evidence-Based Complementary and Alternative Medicine: ECAM, 2015, 316706. https://doi.org/10.1155/2015/316706

No title. (n.d.). Lancastergeneralhealth.org. https://lancastergeneralhealth.org/health-hub-home/2021/june/5-reasons-to-be-cautious-when-considering-herbal-remedies

Lang, A., BSc, MBA, & Scaccia, A. (2020, April 13). How to peel: Ginger.

THYME: Overview, uses, side effects, precautions, interactions, dosing, and reviews. (n.d.). Webmd.com. https://www.webmd.com/vitamins/ai/ingredientmono-823/thyme

Lemon balm tea: Types, benefits, and more. (2022, February 4). Medicalnewstoday.com. https://www.medicalnewstoday.com/articles/lemon-balm-tea

Brusie, C. (2016, November 23). What are the most effective natural antibiotics? Healthline. https://www.healthline.com/health/natural-antibiotics

www.ingramcontent.com/pod-product-compliance
Lightning Source LLC
LaVergne TN
LVHW012017060526
838201LV00061B/4348